VIVERE CON...
L'AUTISMO

Federica Ferraris

VIVERE CON...
L'AUTISMO

DEMETRA

dal 1985 ANGSA
APS Onlus

www.giunti.it

Via Bolognese 165 - 50139 Firenze - Italia
Via G.B. Pirelli 30 - 20124 Milano - Italia
Prima edizione: settembre 2021

INDICE

INTRODUZIONE 9

GLOSSARIO AUTISTICO. Districarsi nel vocabolario degli specialisti e dei genitori 13

FACCIAMO CHIAREZZA: autismo, leggende metropolitane e fake news 27

INQUADRAMENTO DIAGNOSTICO e illustrazione delle caratteristiche dello spettro autistico nelle sue varianti 39

Inquadramento diagnostico: il DSM-5 e l'ICD-10 39

L'alterazione sensoriale 45

Mito di Sisifo o vita da mediano? La regressività 46

IL PERCORSO DIAGNOSTICO: attori e strumenti 49

Medicina di base e specialisti: gli attori coinvolti nel processo diagnostico 49

Perché è importante rivolgersi a specialisti esperti di autismo: passato e presente della neuropsichiatria infantile in Italia 53

CHE FARE? Buone pratiche dopo la diagnosi 57

Interventi psicoeducativi per persone con autismo e grado di efficacia 58

Il parent training: cos'è e perché è importante 59

Capacità di imitazione 60

Capacità di categorizzazione e generalizzazione 62

DISTRICARSI NELLA BUROCRAZIA 65

Invalidità civile e Legge 104/1992 65

Certificato telematico di domanda di invalidità civile e accertamento dello stato di handicap (L. 104/1992) e non rivedibilità 66

Indennità di frequenza o di accompagnamento? 68

Contrassegno invalidi e benefici di legge per acquisto veicoli a Iva agevolata 69

Cosa succede al compimento della maggiore età? 70

Una burocrazia ostile? 71

LA SCUOLA: l'inclusione scolastica 73

Il sistema scolastico italiano e l'inclusione scolastica delle persone con disabilità 73

Il piano educativo individualizzato 78

La coperta corta: il problema della carenza strutturale di insegnanti di sostegno nel sistema scolastico italiano **83**

AUTISMO ED ETÀ ADULTA: una condizione di vita permanente **89**

Psichiatria dell'età adulta: autismo, questo sconosciuto **91**

La Legge 328/2000: legge quadro per la realizzazione del sistema integrato di interventi e servizi sociali **92**

La Semente: centro diurno, fattoria sociale, centro di economia solidale **94**

Affettività e sessualità: un percorso verso l'autodeterminazione **96**

Il "dopo di noi": cosa può cambiare con la Legge 112/2016 **100**

CONCLUSIONI: cosa significa vivere con l'autismo? **103**

APPENDICE **107**

M-CHAT-RTM Checklist **107**

Essere madri: la testimonianza di Paola **110**

BIBLIOGRAFIA **113**

INTRODUZIONE

Questo volume è rivolto ai non addetti ai lavori. Non è stato scritto per i professionisti e nemmeno per quei genitori che, ormai da anni, si districano tra sigle diagnostiche, pratiche burocratiche, diritto all'inclusione e leggi spesso inapplicate.

È un testo pensato per chi dell'autismo sa poco o nulla: un amico che frequenta una famiglia in cui ci sono persone con autismo, un negoziante, che ha tra i propri clienti un adolescente autistico, ma anche per quei genitori che hanno appena ricevuto una diagnosi. Loro non sanno ancora nulla, ma impareranno presto, perché una diagnosi di autismo ti costringe a diventare un esperto.

Lo diventi per forza, per districarti nei meandri della burocrazia, tuttora poco capace di venire incontro ai bisogni di chi deve iniziare un percorso e non sa come orientarsi. Per capire a chi rivolgerti all'interno dell'ente locale, all'interno della ASL, a scuola... La *devolution* ci ha portato anche questo, sigle di servizi sanitari che cambiano da regione a regione, leggi nazionali che in alcune regioni sono ratificate e in altre no, fondi e benefici che per alcuni sono accessibili e per altri no, Uffici Scolastici Regionali che mettono in atto determinate prassi e altri no... ma qui entriamo già troppo nel tecnico, ed è meglio fermarci subito.

Scrivere un testo per un pubblico così vario – non addetti ai lavori e genitori o familiari freschi di diagnosi – non è stato né semplice né immediato. Il lettore rileverà che ad alcune parti più discorsive e divulgative se ne alternano altre in cui sono entrata più nel tecnico. L'ho fatto tenendo a mente questo pubblico di lettori composito, e spero mi verrà perdonato.

Questo testo è redatto da una mamma che per tre anni (dal 2018 al 2021) ha dedicato parte del suo tempo al supporto genitoriale attraverso il servizio del Telefono Blu, un numero verde finanziato dalla Fondazione Italiana Autismo, ed erogato da Angsa (Associazione Nazionale Genitori perSone con Autismo). Angsa, con le sue 67 sedi locali sparse sul territorio nazionale, è attualmente l'associazione più radicata e capillare per dare supporto e fare formazione e informazione su quanto ruota attorno ai disturbi dello spettro autistico.[1]

Ho accettato l'invito a scrivere questo libro perché a suo tempo anch'io mi sono trovata dall'altra parte, e mi sono dovuta affacciare a questo universo da "analfabeta", senza avere un vocabolario che consentisse a noi genitori di comunicare con nostro figlio. Se non avessi avuto la fortuna di potermi rivolgere ad altri genitori che ci erano passati prima, probabilmente mi sarei persa.

L'universo dell'autismo è una vera giungla, e così come ci sono gli animali guida, ci sono anche i predatori, nelle cui grinfie è facile cadere. Ci sono i miti, che appunto miti sono e miti restano. Ci sono i fondamenti scientifici, che però si mescolano a molto altro, e rischiano di portare sull'orlo del burrone e forse anche di fare precipitare.

Ho cercato quindi di portare un po' di chiarezza, con termini semplici, comprensibili a chi è fuori da questo mondo e vuole provare a capirlo un po' meglio.

Un'avvertenza doverosa, prima di iniziare: questo libro sicuramente scontenterà molte persone. Ci saranno autistici ad altissimo funzionamento che non si riconosceranno in quello che scrivo, e genitori di persone con un funzionamento molto basso che si sentiranno non rappresentate. Perché l'autismo è anche questo, un enorme contenitore per situazioni anche molto diverse tra loro, e il dibattito al suo interno è molto vivace. Ne sono consapevole, e me ne assumo la responsabilità in quanto autrice. Ho deciso di unire la descrizione di alcune tematiche ed

1 Mi sento di dedicare la prima nota di questo libro all'immenso, costante e accurato lavoro di divulgazione scientifica che Daniela Mariani Cerati, ricercatrice e madre, porta avanti instancabilmente da anni sulle mailing list autismo-biologia e autismo scuola: senza le segnalazioni che costantemente ci fornisce, traducendo articoli scientifici e rendendoli comprensibili a una audience di non esperti, tenersi al passo con tutto quanto viene prodotto a livello di ricerca medica e psicoeducativa sarebbe impossibile. Chi fosse interessato a iscriversi a queste mailing list può trovare le informazioni necessarie sulla pagina dedicata del sito web di Angsa.

esempi concreti tratti dai vissuti delle famiglie e dalla mia esperienza al Telefono Blu (di cui non cito provenienza e nomi per tutelarne la privacy) alla mia vicenda personale. L'autismo di mio figlio è ovviamente solo una delle infinite declinazioni che lo spettro autistico può avere. Ma proprio perché sarebbe stato impossibile dare voce e spazio a un universo molto vario e sfaccettato, ho scelto di fare riferimento a esempi di quanto ho vissuto in prima persona. Ringrazio comunque sinceramente dal profondo del cuore tutti coloro che, sia all'interno di Angsa che all'esterno, mi hanno supportato nella stesura di questo testo, raccontandomi testimonianze del loro vissuto di genitori, professionisti, amici. Senza la loro presenza, il loro incoraggiamento e supporto questo lavoro non sarebbe stato possibile.

Infine, una dedica. Non ho avuto il piacere di conoscere personalmente Sonia Zen, presidente per anni di Angsa Veneto, scomparsa qualche mese fa. Ma nella mia esperienza al Telefono Blu, in cui avevo anche il compito di fare da raccordo tra i genitori che mi contattavano e le sedi locali delle associazioni presenti nei luoghi di residenza, è stata una presenza fondamentale. Su di lei ho potuto contare sempre, sulla sua dedizione, competenza, umanità e tempestività straordinarie. Credo di interpretare il sentimento di tutti noi di Angsa dicendo che, senza di lei, ci sentiamo un po' orfani. Voglio dedicare a lei questo libro.

GLOSSARIO AUTISTICO

Districarsi nel vocabolario degli specialisti e dei genitori

Proprio in virtù del fatto che, come accennato nell'introduzione, i genitori delle persone con autismo spesso diventano a loro volta esperti, per i "profani" c'è il rischio di ritrovarsi sommersi di parole di cui non si capisce appieno il significato.
Proviamo a fare un elenco dei termini che sentirete più facilmente da chi ha a che fare con i disturbi dello spettro autistico, che a volte vengono dati per scontati. Si tratta, ovviamente, di un elenco assolutamente parziale e non esaustivo, ma che forse può aiutare a capire quali sono i temi che preoccupano maggiormente e creano fatica in chi convive con questa condizione. Questo vuole essere un aiuto a comprendere meglio quali sono le caratteristiche trasversali che accomunano le persone con autismo, nonostante l'estrema variabilità con cui queste si manifestano nei diversi soggetti.

Accomodamento ragionevole

La convenzione ONU per i diritti delle persone con disabilità, ratificata in Italia con Legge n. 19 del 2009, definisce (art. 2) l'accomodamento ragionevole come "le modifiche e gli adattamenti necessari e appropriati che non impongano un onere sproporzionato o eccessivo, adottati ove ve ne sia necessità in casi particolari, per garantire alle persone con disabilità il godimento e l'esercizio, su base di uguaglianza con gli altri, di tutti i diritti umani e delle libertà fondamentali".[2]

2 Ministero del Lavoro, della Salute e delle Politiche Sociali, 2009, *La convenzione delle Nazioni Unite sui diritti delle persone con disabilità*, p. 9 (vedi link in bibliografia).

Alterazione sensoriale

Le persone con autismo percepiscono il mondo diversamente dalle persone non autistiche. Possono essere più o meno sensibili, con notevoli variazioni, a determinati stimoli sensoriali. L'alterazione sensoriale può avere un impatto molto significativo sulla qualità di vita della persona con autismo e in alcuni casi può essere un limite importante alla sua vita di relazione.

Analisi funzionale

È il processo di osservazione della persona con autismo nel suo contesto di vita – domestico, familiare, scolastico, coi pari ecc. – che permette all'analista del comportamento di individuare da dove origina un determinato comportamento problema (vedi p. 16), e che aiuta a individuare condotte alternative da mettere in atto con cui sostituirlo. Si compone di tre fasi di osservazione e verifica, ovvero antecedente – ciò che avviene prima del comportamento osservato – comportamento vero e proprio e conseguenza. Molto spesso, in assenza di una diagnosi di spettro autistico, e in assenza di un approccio che verifichi da cosa origini e a cosa porti, i comportamenti problema vengono involontariamente rinforzati da chi sta accanto alla persona autistica.

Applied Behaviour Analysis (ABA)

Approccio psicoeducativo di stampo cognitivo comportamentale; viene definito dalle Linee Guida dell'Istituto Superiore di Sanità (ISS) come l'intervento di elezione in termini di efficacia scientificamente validata per i disturbi dello spettro autistico in età evolutiva.[3] Nonostante la sua efficacia sia tanto maggiore quanto più iniziato precocemente, si dimostra utile anche con persone autistiche adulte.[4]

3 Degli Espinosa F., *L'analisi del comportamento applicata nella Linea Guida 21*, 2016 (vedi link in bibliografia).

4 Furono illuminanti, ad esempio, quando ci siamo confrontati con il problema della gestione del controllo sfinterico, i video dell'esperta canadese Pat Mirenda, un'analista del comportamento che si occupa nello specifico di insegnare a persone con autismo di ogni livello e con associata disabilità intellettiva l'utilizzo del WC. Li potete trovare su YouTube (Mirenda P., *Toilet training for everyone*, 2014, vedi link in bibliografia).

Salvo rare eccezioni, in questo momento l'intervento cognitivo comportamentale non è quasi mai erogato dal settore pubblico; più facilmente sono presenti terapisti che possono fornire tale intervento nel privato convenzionato. La maggior parte delle famiglie che vogliono portare avanti un intervento intensivo e precoce, come raccomandato dalle evidenze scientifiche (vedi p. 19), oggi devono farsene carico rivolgendosi al privato.

Articolo 3, comma 1 e comma 3

L'articolo 3 della Legge 104 del 1992, ovvero la Legge quadro per l'assistenza, l'integrazione sociale e i diritti delle persone handicappate, definisce gli aventi diritto della legge stessa.
I due comma cui si fa riferimento danno rispettivamente la definizione di persona con handicap (comma 1) e di persona con handicap in situazione di gravità (comma 3).[5]

Caregiver

Termine mutuato dall'inglese (letteralmente significa "colui/colei che presta cure"); indica il familiare che si occupa di una persona con disabilità all'interno del suo nucleo familiare. Nel nostro Paese spesso si tende a identificare la figura del caregiver con quella del figlio (più sovente, della figlia) che presta assistenza al genitore anziano. Meno visibili, ma pure presenti, sono anche i genitori delle persone con disabilità, nelle quali spesso si sono rilevati altissimi livelli di stress rispetto ad altre figure genitoriali e la cui salute psicofisica è sempre maggiormente oggetto di dibattito.[6]

[5] Comma 1: "Presenta una minorazione fisica, psichica o sensoriale, stabilizzata o progressiva, che è causa di difficoltà di apprendimento, di relazione o di integrazione lavorativa e tale da determinare un processo di svantaggio sociale o di emarginazione". Comma 3: "Qualora la minorazione, singola o plurima, abbia ridotto l'autonomia personale, correlata all'età, in modo da rendere necessario un intervento assistenziale permanente, continuativo e globale nella sfera individuale o in quella di relazione, la situazione assume connotazione di gravità. Le situazioni riconosciute di gravità determinano priorità nei programmi e negli interventi dei servizi pubblici". (Gazzetta Ufficiale della Repubblica Italiana, 1992, vedi link in bibliografia).

[6] Recanatini R., *Caregiver burden: lo stress dei genitori con figli disabili*, 2021 (vedi link in bibliografia).

Comorbilità/comorbidità

Termine medico che indica la compresenza di diverse sintomatologie all'interno dello stesso individuo. Nonostante l'autismo non possa essere considerato una vera e propria malattia (vedi p. 28), esistono una serie di condizioni a esso associate che possono aggravare la sintomatologia che un disturbo dello spettro autistico comporta. Tra le più note possiamo annoverare l'epilessia e alcuni disturbi di origine psichiatrica, il disturbo da deficit di attenzione e iperattività e, soprattutto in adolescenza e in età adulta, alcuni disturbi come depressione, ansia e disturbi ossessivi compulsivi o oppositivo-provocatori.

Comportamento problema

Come si può intuire, si tratta di un comportamento che può essere problematico per vari motivi: può essere un atto di aggressività rivolto agli altri o a se stesso, o un comportamento socialmente non accettabile, al punto da diventare un limite all'inserimento sociale della persona che lo mette in atto. Utilizzando un approccio cognitivo comportamentale solitamente viene messa in atto una **analisi funzionale**, che permette allo specialista di osservare quali potrebbero essere le cause e intervenire su di esse.

Comunicazione Aumentativa Alternativa (CAA)

Sistema che si basa su una comunicazione per immagini e che viene spesso utilizzato per migliorare la comunicazione delle persone con autismo che non hanno ancora sviluppato (nel caso degli interventi precoci nella primissima infanzia) o che non sono in condizione di sviluppare (nel caso di un autismo severo con compromissione del linguaggio) una comunicazione orale. Può essere utilizzata anche per tradurre libri in simboli comprensibili alla persona che utilizza la CAA per comunicare. Lo scopo fondamentale della CAA è appunto quello di attivare una comunicazione efficace con chi non è in grado di esprimersi a parole.

Disabilità intellettiva

Definizione più ampia e complessa che sostituisce la misurazione del Quoziente Intellettivo (QI), utilizzato in precedenza per stabilire la presenza o meno di ritardo cognitivo (in passato comunemente chiamato ritardo mentale). Come spiega bene Marco Bertelli: "È stato giudicato che sia il funzionamento adattivo, nelle aree della concettualizzazione, della socializzazione e delle abilità pratiche, a determinare il livello di supporto necessario a mantenere una condizione di vita accettabile".[7] Si distingue in quattro livelli: lieve, moderato, grave e gravissimo. Fa parte, come i disturbi dello spettro autistico, della macro-categoria dei disturbi del neurosviluppo. Disabilità intellettiva e disturbi dello spettro autistico sono spesso presenti contemporaneamente.

Disturbi dello Spettro Autistico (DSA)

Sigla omnicomprensiva dei diversi disturbi che si possono riferire allo spettro autistico. Comprende l'autismo nelle sue diverse manifestazioni - lieve, medio, severo - e la sindrome di Asperger (vedi p. 23), un tempo distinta a livello diagnostico. In ambito scolastico viene talvolta confusa con l'acronimo relativo ai DSA (Disturbi Specifici dell'Apprendimento). È assai comune che una persona con autismo abbia anche dei disturbi specifici dell'apprendimento (dislessia, disgrafia, discalculia, disortografia).

Disturbo da deficit di attenzione e iperattività (ADHD)

L'acronimo prende spunto dalla definizione inglese del disturbo (Attention Deficit Hyperactivity Disorder). Si tratta di un disturbo evolutivo dell'autocontrollo che include difficoltà di attenzione e concentrazione, di controllo degli impulsi e del livello di attività. Questi problemi derivano sostanzialmente dall'incapacità del bambino di regolare il proprio comportamento in funzione del trascorrere del tempo, degli obiettivi da raggiungere e delle richieste dell'ambiente. L'ADHD è spesso associato a disturbi dello spettro autistico, in percentuali che - a seconda dei sottogruppi interessati - possono variare dal 30 all'85%.[8]

---

7 Bertelli M., *Il ritardo mentale nel DSM-5: Disabilità intellettiva (disturbo dello sviluppo intellettivo), criteri diagnostici e posizione*, 2013 (vedi link in bibliografia).
8 Leitner Y., "The co-occurrence of autism and attention deficit hyperactivity disorder in children – what do we know?", *Frontiers in Human Neuroscience*, 2014.

Ecolalia

Si tratta di una stereotipia vocale. Può essere immediata (se si ripete immediatamente la parola o la frase che si è appena ascoltata) o differita (se si ripete a un certo tempo di distanza dall'ascolto). Nelle persone autistiche può essere anche funzionale a esigenze comunicative che la persona non è in grado di esprimere in maniera originale.[9]

Epilessia

Disturbo neurologico spesso associato ai disturbi dello spettro autistico. Può manifestarsi in vario modo, con convulsioni, crisi di assenza o comportamenti anomali, a volte confusi con i tic. Viene trattata con farmaci anti-epilettici, ma è bene ricordare che esistono forme di epilessia farmaco-resistenti.

Funzionamento

Per i disturbi dello spettro autistico vi possono essere combinazioni di diversi tipi di funzionamento, che variano da basso, a medio, ad alto e altissimo.[10] Semplificando in maniera davvero grossolana, potremmo dire che in generale maggiore è la compromissione a livello autistico e cognitivo, minore sarà il livello di funzionamento. Mentre più ci si avvicina alla norma sia in termini di disabilità intellettiva che in termini di autismo, più il funzionamento sarà alto. Se infatti è quasi sempre vero che a un funzionamento basso è associata anche una disabilità intelletti-

---

9 Mio figlio, che ha sviluppato il linguaggio in maniera tardiva, ha utilizzato moltissimo l'ecolalia differita in maniera funzionale. Ad esempio, un giorno che eravamo in gelateria ha detto: "Mi piacciono i gelati". La frase a un orecchio esterno avrebbe potuto suonare assolutamente adeguata, ma di fatto era una battuta tratta da un episodio della Pimpa, che vedeva molto spesso in quel periodo. Anche adesso che è preadolescente, se una terza persona interviene in un dialogo tra lui e un interlocutore, solitamente precisa: "Stavo parlando con... (la mamma, Valentina, il nonno ecc.)". Anche questa è un'espressione presa da un dialogo del film *A Bug's life*, quindi è di fatto una ecolalia differita che però lui ha trasformato in maniera funzionale ai suoi scopi comunicativi.

10 È frequente incontrare gli acronimi inglesi LFA (Low Functioning Autism) e HFA (High Functioning Autism), così come l'acronimo AS riferito alla sindrome di Asperger.

va, vale la pena di sottolineare che anche un QI eccessivamente elevato può portare a un funzionamento basso.

Generalizzazione

Per "generalizzazione" si intende la capacità di trasporre un apprendimento acquisito nella vita di tutti i giorni. Una delle critiche maggiori fatte all'ABA strutturato a tavolino negli anni passati era proprio che consentiva alle persone di acquisire una quantità notevole di competenze, che però alla fine non trovavano applicazione nella vita quotidiana.

Inclusione

Si riferisce a tutti quei processi - normativi, sanitari, educativi e politici - che *dovrebbero* rendere possibile la partecipazione di una persona con disabilità nel contesto sociale. Nel caso dei disturbi dello spettro autistico, a differenza di altre forme di disabilità motorie o sensoriali (in cui gli ostacoli da rimuovere possono essere di natura più concreta - pensiamo, ad esempio, alle barriere architettoniche o alle indicazioni in Braille), questo comporta una serie di interventi di ampio respiro, che includono attività di formazione e sensibilizzazione per coloro che interagiscono con persone con autismo nel loro ambito di vita quotidiana. Il principio dell'accomodamento ragionevole (vedi p. 13) è fondamentale per poter dare piena attuazione a una cultura dell'inclusione.

Intervento precoce

Si parla di intervento precoce quando il processo viene messo in atto prima dei tre anni e mezzo. Non ci stancheremo mai di ripeterlo: a una diagnosi precoce deve seguire un intervento altrettanto precoce. Completandosi infatti la maturazione del sistema nervoso centrale per il 95% intorno ai cinque anni, l'intervento precoce va di fatto ad agire su un cervello ancora in formazione e che ha pertanto un'elasticità di apprendimento difficile da raggiungere e ottenere più avanti con l'età. L'ISS, riferendosi all'Early Intervention Behavioural Intervention (EIBI - che comprende non solo l'ABA, ma tutti gli interventi precoci basati anche su altre tipologie di intervento, come ad esempio il Denver Model sviluppato da Sally Rogers, particolarmente indicato nel caso di disturbi dello spettro autistico lieve) sottolinea che le caratteristiche di un intervento precoce sono: "a) insegnamento intensivo, inizialmente all'interno di un rapporto uno-a-uno per un minimo di 25 ore settimanali; b) coinvolgimento massiccio della famiglia, con genitori che partecipano attivamente all'intervento, conducendo sessioni d'insegnamento; c) durata di almeno due anni; d) precoce, che inizi entro i 3,5 anni di età; e) inizialmente domiciliare e gradualmente esteso ad altri contesti di vita (ad esempio la scuola); f) individualizzato, che indirizzi tutte le aree dello sviluppo, con obiettivi chiaramente definiti e impostati secondo una sequenza evolutiva; g) basato sulla letteratura, utilizzando diverse tecniche comportamentali (ad esempio Insegnamento Incidentale, DTT,[11] Comunicazione Alternativa Aumentativa); h) guidato da esperti con formazione e certificazione post-universitaria in ABA ed esperienza di programmazione educativa per persone con autismo".[12]

Lavoro a tavolino

Sintetizza l'approccio psicoeducativo al più elevato grado di strutturazione. Richiede la capacità della persona con autismo di tollerare la posizione seduta per svolgere le attività richieste dal terapista al fine di raggiungere gli obiettivi previsti. Negli anni più recenti si è teso a rendere gli interventi cognitivo-comportamentali meno strutturati, quindi al tavolino si affiancano attività in NET (vedi p. 21).

Meltdown

Crisi che la persona autistica può mettere in atto in un momento di particolare difficoltà o frustrazione, spesso scatenata da un sovraccarico sensoriale, emotivo o cognitivo. Può comportare agitazione, rabbia, auto o etero-lesionismo, urla, pianti, gettarsi a terra; la durata e l'intensità sono molto variabili. Quando una persona con autismo è in meltdown, è necessario che i familiari o le persone accanto a lui mantengano un tono

11 Discrete Trial Teaching/Training (Insegnamento per prove discrete): una delle molteplici procedure di analisi comportamentale applicata.
12 Degli Espinosa F., op. cit., p. 7.

neutro e la aiutino a superarlo. È assolutamente sconsigliato mantenere l'attenzione sulla causa scatenante la crisi, e tanto meno esprimere giudizi sul comportamento in atto. Qualora vi trovaste a essere spettatori occasionali di un meltdown, evitate di focalizzare la vostra attenzione sulla persona che lo sta vivendo e cercate di ignorarla. Sarebbe estremamente importante, soprattutto nel caso di bambini, che si evitassero commenti che fanno riferimento ai "capricci" o alla maleducazione. Un meltdown di una persona autistica non è un capriccio, è una manifestazione di un disagio estremo che la persona non è in grado di controllare.[13] I meltdown si possono verificare sovente nel momento in cui accade qualcosa di imprevisto che mette fortemente in crisi la persona.

Natural Environment Training (NET)

Intervento psicoeducativo che si svolge negli ambiti di vita quotidiana della persona cui è diretto l'intervento stesso (scuola, casa, contesti formali e informali di vita). Può essere definito anche come **insegnamento incidentale**, dal momento che si sfruttano occasioni di vita quotidiana per fornire nuove competenze sociali, di autonomia personale, cognitive.

Neurodiverso (ND)

Termine spesso utilizzato per definire in maniera non penalizzante una persona che ha uno sviluppo atipico: in un'accezione più globale, include non solo le persone nello spettro autistico, ma anche coloro che hanno disturbi specifici dell'apprendimento quali dislessia, disprassia e ADHD.

13 Il repertorio di comportamenti bizzarri e stereotipie che la persona con autismo può mettere in atto in pubblico può diventare fonte di enorme imbarazzo per i familiari e gli accompagnatori. Ritengo che il nostro background socio-culturale non si possa definire *autism-friendly*, e se dinanzi a una crisi di comportamento si inseriscono sguardi curiosi o disapprovanti, commenti non richiesti da parte di estranei che parlano di "maleducazione" o di "malattia", questo non aiuta. Ho di recente affrontato un meltdown di mio figlio in un esercizio pubblico, e gli sguardi degli avventori del tavolo accanto (una famiglia composta da mamma, papà, due figli più o meno coetanei del mio e nonni) non ha aiutato assolutamente a risolverlo.

Neurotipico (NT)

Persona che non ha un disturbo del neurosviluppo. Questo termine viene ormai comunemente utilizzato anche dalla comunità scientifica per fare riferimento a studi comparativi tra persone nello spettro e non.

Non respondent

Termine medico che si utilizza per attestare l'inefficacia di un trattamento (psicoeducativo o farmacologico). I casi di persone nello spettro non respondent sono molto diffusi a livello farmacologico, ma possono esserlo anche nel caso di trattamenti psicoeducativi. Ancora una volta, è necessaria la personalizzazione dell'intervento, ma talvolta può non essere sufficiente. In questi casi lo stress genitoriale è particolarmente intenso.

Picture Exchange Communication System (PECS)

Uno dei più diffusi e consolidati sistemi di CAA (vedi p. 16).

Prompt

Termine utilizzato per indicare il suggerimento all'azione nell'intervento cognitivo-comportamentale nella sua fase iniziale. Al fine di permettere alla persona di acquisire una competenza specifica, le forniremo un'istruzione su come agire per acquisirla, ad esempio lavarsi le mani. Verrà indicata la sequenza di azioni da fare, utilizzando istruzioni vocali o per immagini, fino a che la persona in questione non avrà imparato correttamente la sequenza. A quel punto l'istruzione verrà piano piano sfumata, in modo da poter verificare se è stata appresa correttamente la competenza.

Rinforzo

Semplificando molto, si tratta di un premio. Consente, nell'intervento cognitivo-comportamentale, di motivare la persona agli apprendimenti al fine di ottenere qualcosa che desidera. Può essere materiale (un cibo particolarmente gradito, un piccolo regalo) o sociale (elogi, complimenti, applausi).

Sindrome di Asperger

Manifestazione dei disturbi dello spettro autistico che si colloca nell'autismo di livello lieve (o alto funzionamento): si distingue da quest'ultimo perché in genere non sono presenti ritardi di sviluppo a livello del linguaggio; anzi, in generale vi è un eloquio fluente fin dalla prima infanzia, con competenze linguistiche sopra la norma. Non si associa in generale a disabilità intellettiva; al contrario, è spesso associata a QI nella norma o superiori alla norma.

Stereotipia

Si tratta di un'azione ripetuta di autostimolazione, molto frequente nelle persone con autismo. Ha spesso una funzione di auto-regolazione, cioè emerge in momenti di forte stress o di forte eccitazione positiva. Le stereotipie possono essere di diversa natura: **motorie** (tra le più frequenti, saltellare, dondolarsi, sfarfallare le mani, correre senza alcuno scopo apparente, camminare sulla punta dei piedi ecc.), **comunicative** (la più frequente delle quali è l'ecolalia, ovvero la ripetizione di parole o frasi in maniera ossessiva, che può essere immediata o differita), o **comportamentali** (premere sempre il bottone dell'ascensore, accendere e spegnere la luce, mettersi e togliersi i calzini in continuazione ecc.). La presenza di stereotipie costituisce uno dei principali criteri diagnostici per lo spettro autistico.

Supervisore

Specialista della Applied Behaviour Analysis (ABA) che, per l'appunto, supervisiona l'intervento nella sua implementazione concreta. Interagisce con i tecnici, i terapisti e la famiglia, e attraverso l'analisi comportamentale e la valutazione delle prese dati orienta l'intervento. Vi è un ampio dibattito nel nostro Paese in merito alle competenze di questa figura, per la quale di fatto non esiste una normativa, a differenza di altre categorie di psicologi, che possono appunto fare riferimento a un Albo di professionisti cui essere iscritti. Paolo Moderato, una delle figure sicuramente più influenti nella neuropsichiatria infantile e nell'intervento sui disturbi dello spettro autistico (e di cui piangiamo la scomparsa del fratello Lucio – analogamente impegnato professionalmente in questo campo), si è espresso in merito, sottolineando luci e ombre del processo di certificazione in atto: "Non faccio di tutta l'erba un fascio: conosco personalmente due BCABA,[14] di diverso orientamento e provata formazione, cui affiderei a occhi chiusi, se avessi un figlio autistico, mio figlio. Ne conosco purtroppo altri cui non affiderei nemmeno un criceto".[15] Il discorso si fa analogamente complesso quando la certificazione si riferisce all'analista del comportamento vero e proprio (vedi voce "Tecnico del comportamento").

Tecnico del comportamento (RBT)[16]

Professionista che opera nel campo della riabilitazione ABA: è colui che mette in atto l'intervento e interagisce direttamente con la persona autistica e la famiglia. Uno dei maggiori problemi che si incontra a proposito di queste figure professionali nel nostro Paese riguarda il fatto che le certificazioni per i tecnici sono aperte a tutti, senza che vi sia la richiesta di uno specifico percorso di studi psicopedagogico. Paolo Moderato osserva: "Vorrei ricordare che il bambino con autismo è un bambino che presenta uno sviluppo atipico, ma prima di tutto è un *bambino*. Come tale va conosciuto, alla luce dei contributi delle discipline che lo studiano scientificamente: medicina, psicologia, scienze dell'educazione. Non si può cominciare dal fondo, non si può essere laureati in agraria e poi passare ad applicare l'ABA (perché così si trova, purtroppo, facilmente da lavorare). [...] Concludo riaffermando l'importanza della certificazione come condizione utile, anche necessaria, ma non sufficiente a garantire la qualità dei consulenti analisti del comportamento".[17]

Test psicometrici

Sono gli strumenti che vengono utilizzati per formulare una diagnosi. Possono andare a investigare il disturbo dello spettro autistico e la presen-

---

14 Acronimo di Board Certified Assistant Behavior Analyst (Assistente analista del comportamento certificato).
15 Moderato P., *IESCUM Monitor ABA e Autismo, n. 2,* (vedi link in bibliografia).
16 Letteralmente, Registered Behaviour Technician.
17 Moderato P., op. cit.

za o meno di disabilità intellettiva associata. I più diffusi (di cui parleremo oltre) sono l'ADOS, l'ADI-R e la scala CARS per quanto concerne lo spettro; e Leiter, Matrici di Raven, Wisc II e Griffith Mental Scale (soprattutto per le diagnosi precoci) per quanto concerne la disabilità intellettiva.

Token economy

Si riferisce all'utilizzo del rinforzo su apprendimenti prolungati. Ad esempio, se voglio raggiungere un obiettivo piuttosto difficile, potrò suddividere in diversi passaggi l'apprendimento, e al termine di ogni passaggio barrare una casella, mettere una stellina, fare un conto alla rovescia per arrivare a raggiungere un rinforzo molto importante alla fine del ciclo.

Trattamento ed educazione di bambini con autismo e connesse disabilità del linguaggio (TEACCH)[18]

In Italia è stato a lungo l'unico intervento strutturato di orientamento cognitivo-comportamentale. Si basa fondamentalmente sul principio che le persone con autismo apprendono prevalentemente in maniera visiva, e si fonda su una strutturazione piuttosto rigida di attività e spazi di apprendimento.

Verbal Behaviour (VB)

Negli ultimi anni, l'intervento ABA si è andato sempre più orientando verso un approccio in cui andare a lavorare, ove possibile, anche sulla produzione e recezione del linguaggio verbale (ABA–VB). Questo è auspicabile in caso di intervento precoce, al fine di alimentare la produzione e la comprensione verbale e aumentare le possibilità di generalizzazione degli apprendimenti. Tale cambiamento di paradigma ha visto emergere competenze di comunicazione verbale in un numero crescente di persone con autismo rispetto al passato. Il VB fondamentalmente cerca di lavorare su più livelli: sociali, cognitivo-sociali e sull'insegnamen-

18 Acronimo di Treatment and Education of Autistic and Communication Handicapped Children.

to di forme di linguaggio verbale sempre più evolute e adatte per l'invio di messaggi efficaci e rilevanti.[19] È infatti importante ricordare che in bambini e ragazzi con autismo il rischio è sempre quello di "apprendere formule o modalità verbali 'a pappagallo', e quindi mantenere difficoltà nell'uso comunicativo delle forme apprese in riabilitazione". Per limitare questo rischio, è importante lavorare nel contesto di vita quotidiano del bambino (NET), oppure in contesti in cui vi sia la possibilità di lavorare in gruppo, così da poter spendere le competenze apprese all'interno di gruppi di pari.

19 Freeman S., Drake L., *Il linguaggio verbale nell'autismo. Strategie di insegnamento per bambini con disturbi dello spettro autistico*, 2007, p. 14.

FACCIAMO CHIAREZZA: autismo, leggende metropolitane e fake news

Come anticipato nell'introduzione, il mondo che ruota attorno all'autismo è una giungla: all'interno di questa giungla si diffondono una quantità di leggende metropolitane, di informazioni più o meno fantasiose, che promettono di offrire risultati miracolosi e risolutivi ai genitori. Non credo vi siano altre disabilità per cui vengano suggeriti così tanti trattamenti inverosimili come nel caso dell'autismo.

Fino a qualche anno fa, quando le conoscenze in ambito scientifico erano estremamente limitate e non vi era la possibilità di accedere a informazioni corrette da parte delle famiglie, essendo gli stessi servizi territoriali assolutamente poco preparati in materia, era più semplice cadere vittime di approcci non qualificati nella speranza che ci fossero miglioramenti insperati e inattesi. Per fortuna la ricerca in questo ambito prosegue e ci sono sempre maggiori conoscenze che aiutano a comprendere sempre più a fondo questo disturbo. Oggi possiamo contare su una serie di **evidenze scientifiche** che ci consente di capire se quello che viene proposto come trattamento è adeguato o meno.

Ce ne accorgiamo come associazione di genitori ogni volta che, in occasione della Giornata Mondiale per la Consapevolezza dell'Autismo, che viene celebrata il 2 aprile di ogni anno, vengono lanciati dai media servizi su "la qualunque" (come si dice a Roma) cui viene affiancato il suffisso *terapia*.

Così, per chi è autistico andare a cavallo diventa ippoterapia, andare sugli asinelli diventa onoterapia, andare al mare diventa mareterapia, fare basket diventa basket-terapia, e via dicendo.

Oltre a questa tendenza, che è anche un indice di quanto i disturbi dello spettro autistico vengano associati all'idea di malattia (cosa che non è, come vedremo), esistono tutta una serie di interventi la cui comprovata efficacia non è minimamente dimostrata e che invece vengono spesso proposti come "miracolosi" al pubblico generalista. Credo che una delle teorie più astruse in cui ci siamo imbattuti di recente sia l'effetto del latte di dromedario,[20] che guarirebbe dai disturbi dello spettro autistico. Si tratta di un servizio andato in onda il 24 aprile 2021 sulle reti RAI, che comunque da qualche anno supportano le raccolte fondi della Fondazione Italiana Autismo e in generale svolgono un'azione informativa basata su evidenze scientifiche.
Come per il glossario, non pretendo di fare un elenco esaustivo di tutte le FAQ (e le fake news) che riguardano l'autismo, ma mi pare corretto fare un riferimento alle principali.

L'autismo è una malattia?

No. L'autismo non è una malattia, perché il termine malattia ci induce a pensare a qualcosa che può essere guarito. L'autismo è un disturbo del neurosviluppo, che nella gran parte dei casi – ma non sempre – può essere più o meno invalidante, e che esordisce nei primi anni di vita del bambino e perdura per tutta la vita. È quindi una condizione **permanente**, che può però migliorare con interventi appropriati e personalizzati basati sull'evidenza scientifica. L'autismo perciò non riguarda solamente i bambini, ma anche adolescenti, giovani, adulti e ormai anche anziani.

Dall'autismo si può guarire?

No. Non essendo una malattia, non si può guarire. Tuttavia è possibile, ed è quello su cui ci concentreremo in questo testo, mettere in atto degli interventi che possono, anzi devono, essere in primo luogo psicoeduca-

---

20 Sul tema si è espressa anche la FDA, che lo cita, assieme a olii essenziali e diossido di cloro, come trattamento per la cura dell'autismo, ma il cui utilizzo è stato provato non efficace o addirittura dannoso (Food and Drug Administration, *Be Aware of Potentially Dangerous Products and Therapies that Claim to Treat Autism*, 2019, vedi link in bibliografia).

tivi. Qualora tali interventi non riuscissero a essere efficaci nel processo abilitativo e fossero presenti comportamenti problema estremamente frequenti nell'arco della giornata e della notte, potranno essere accompagnati da un intervento di tipo farmacologico. L'uso di farmaci andrebbe però considerato, soprattutto per i minori, una misura estrema che può essere presa in considerazione, ma non la norma.

Quali sono le cause dell'autismo?

L'autismo è attualmente considerato un disturbo del neurosviluppo che ha diverse cause: le principali sono genetiche e ambientali.
Per quanto concerne la genetica, nonostante non esista (come, ad esempio, nel caso della Trisomia 21) un gene responsabile dei disturbi del neurosviluppo, la ricerca sta procedendo sempre di più in questa direzione. Vale la pena di considerare che nel momento in cui si mette al mondo un figlio nello spettro autistico, la probabilità che un secondogenito o una secondogenita siano a loro volta nello spettro è relativamente elevata, attestandosi intorno al 18%.[21] In presenza di coppie di gemelli omozigoti, la probabilità che entrambi presentino un disturbo dello spettro autistico – seppure con livelli di severità differenti – sale all'80%.[22]
Nel caso di fattori ambientali, invece, è bene sottolineare che si tratta in prevalenza di fattori teratogeni (che si manifestano, cioè, durante lo sviluppo del feto o a ridosso del parto) e potrebbero influire per un 50% secondo alcuni studi. La loro influenza, tuttavia, non è ancora scientificamente certa come nel caso delle cause genetiche.

Da chi è composta la popolazione autistica?

In Italia il monitoraggio della popolazione autistica non viene fatto in maniera sistematica, e per questo è difficile dare una risposta. Possiamo tuttavia affermare che le statistiche in nostro possesso sottostimano l'effettiva percentuale di persone con autismo, anche perché sfortu-

21 Ozonoff S., et al., "Recurrence Risk for Autism Spectrum Disorders: A Baby Siblings Research Consortium Study". *Pediatrics, 128(3)*, 2011.
22 Centro Aita, *Autismo: Eziologia, Prevalenza e Prognosi* (vedi link in bibliografia).

natamente la diagnosi precoce non viene sempre formulata per tempo. Basandosi su una ricerca effettuata da Autism Europe, che riunisce le diverse associazioni che si occupano di autismo a livello europeo, la stima nel nostro Paese è quella di una persona autistica ogni 100 **almeno** (parliamo di 600.000 autistici su una popolazione di 60.000.000). Questi numeri sono in costante aumento, anche in virtù dell'affinamento dei processi diagnostici, che un tempo non consideravano le forme più lievi.[23] Un altro dato è relativo alla forte prevalenza del manifestarsi dei disturbi dello spettro autistico nei maschi rispetto alle femmine (4:1).[24]

La nostra ASL ci ha proposto un intervento settimanale composto da due ore di logopedia e due ore di psicomotricità: è un intervento adeguato per un disturbo dello spettro autistico?

No. Quattro ore di intervento a settimana non sono assolutamente sufficienti a definire un intervento precoce e intensivo come raccomandato dall'ISS. Inoltre, se un intervento di tipo logopedico può, in alcune circostanze, avere una sua valenza specifica per una persona che ha difficoltà di sviluppo del linguaggio associata ad autismo, la psicomotricità, che fondamentalmente è un intervento a carattere dinamico-relazionale, si è dimostrata inefficace per il trattamento dei disturbi dello spettro autistico, quando non addirittura dannosa.

Sia ben inteso: siamo consapevoli che vi siano ottimi professionisti sia nel

---

23 Hanau C., *Negli Stati Uniti (e non solo) cresce la prevalenza dell'autismo nei bambini*. 2020 (vedi link in bibliografia).

24 Il dato della prevalenza maschile del disturbo è molto noto e diffuso in letteratura. Al tempo stesso, di recente sono emerse voci che porterebbero a ipotizzare una sottostima dei disturbi dello spettro autistico lieve – e della sindrome di Asperger in particolare – nella popolazione femminile. Questo sarebbe dovuto a una maggiore capacità delle femmine di mimetizzarsi nella popolazione neurotipica, e renderebbe più difficile il processo diagnostico (Simone R., *Aspergirls. Valorizzare le donne con Sindrome di Asperger e condizioni dello Spettro Autistico Lieve*, 2016), cui spesso si accompagna una confusione con altri disturbi quali ansia o depressione (Bargiela S., Steward R., Mandy W., "The experiences of late-diagnosed women with autism spectrum conditions: an investigation of the female autism phenotype", *Journal of Autism and Developmental Disorders, 46(10)*, 2016).

campo della logopedia che nell'ambito della psicomotricità, che hanno acquisito competenze relative ai disturbi dello spettro autistico, ma ci preme sottolineare che si tratta di interventi che le ASL in generale forniscono a tutta la loro utenza in età evolutiva, **indipendentemente dal quadro diagnostico.** Questo ci appare necessario, ma sicuramente non è sufficiente.

Le terapie cognitivo-comportamentali sono fornite dal Servizio Sanitario Nazionale (SSN)?

No. Qui si apre un vero e proprio vaso di Pandora. La situazione dei servizi è in costante evoluzione, ma possiamo purtroppo affermare che, allo stato attuale, l'accesso ai trattamenti psicoeducativi più adatti in caso di disturbi dello spettro autistico è assolutamente a "macchia di leopardo" e non è assolutamente garantito in tutti i territori. A volte, a fronte di interventi efficaci, il problema diventa il costo che devono sostenere le famiglie, in quanto molte di queste terapie vengono attuate da privati e non da centri pubblici o convenzionati. Anche in questo caso, purtroppo, non è facile dare indicazioni di tipo generale. La riforma del SSN che ha portato a demandare le competenze in materia di sanità alle regioni, infatti, ha reso la situazione nazionale molto variegata. Ci sono alcuni rarissimi esempi virtuosi, come le regioni Campania ed Emilia-Romagna, in cui, in linea teorica, le terapie cognitivo-comportamentali sono entrate nei Livelli Essenziali di Assistenza (LEA). L'erogazione di fatto avviene comunque in maniera disomogenea nelle diverse province (segnaliamo come esempi di buone prassi Benevento e Reggio Emilia).[25] In Italia negli ultimi anni solo alcune regioni hanno provveduto a ratificare la possibilità di fornire

25 L'Emilia-Romagna ha ratificato già nel 2008 l'avviamento di un Piano Regionale Integrato per l'assistenza alle persone con disturbo dello spettro autistico che, di fatto, prevede l'erogazione di quattro ore di terapie cognitivo-comportamentali a settimana (in sostituzione di logopedia e psicomotricità). Tuttavia a seguito del forte incremento di diagnosi, dovuto allo screening precoce che sta funzionando molto bene, i servizi non riescono a coprire le esigenze della nuova popolazione di utenti che necessiterebbe di tale intervento. Fa eccezione appunto Reggio Emilia, che peraltro ha costituito un sistema di eccellenza anche nella presa in carico dei contesti familiari, con attività di parent training e specifici percorsi per famiglie straniere residenti sul territorio con la presenza di mediatori culturali.

alle famiglie dei rimborsi perché accedano a terapie cognitivo-comportamentali di riconosciuta evidenza scientifica: nello specifico, parliamo di Basilicata, Marche, Puglia, Toscana e Veneto, e più recentemente, ma solamente nella fascia d'età 0-12 anni, Lazio. Situazione peculiare è quella della regione Sardegna in cui, a fronte di una mancanza di rimborsi per le terapie, esistono leggi regionali (la 162/1998 in primis) che di fatto erogano, attraverso gli enti locali, fondi per l'integrazione della persona con disabilità grave. Altre regioni come Lazio, Liguria e Sicilia erogano contributi per disabili gravissimi, ma di fatto tali contributi non possono essere utilizzati per il rimborso delle terapie; possono paradossalmente essere usati per assumere una badante, ma non un tecnico RBT. Nelle altre regioni, a parte esperienze di rete tra associazioni locali e centri, spesso nati su iniziativa dell'associazionismo per fare fronte all'assenza di servizi adeguati, poter accedere a un intervento di tipo cognitivo-comportamentale significa doversi rivolgere al settore privato. Si tratta di interventi onerosi sul piano economico, quindi questa opzione non è alla portata di tutti. La Legge Autismo n. 134/2015, fortemente voluta da Angsa e che inserisce i trattamenti di elezione tra i Livelli Essenziali di Assistenza[26] – ovvero, tra le prestazioni socio-sanitarie erogabili tramite pagamento del ticket – non è stata infatti ancora recepita da tutte le regioni. Sarebbe un grosso passo avanti per poter finalmente ottenere trattamenti **adeguati e specifici per tutti**, superando una situazione di fatto ancora molto disomogenea, che consente l'accesso alle terapie adeguate solo ad alcuni.

Può una psicoterapia familiare intervenire sull'autismo?

No. I disturbi dello spettro autistico non hanno nulla a che vedere con la relazione tra la persona autistica e i suoi familiari, e non possono essere affrontati con un trattamento psicoterapeutico di stampo psicanalitico. Ci sentiamo anzi di ribadire che le teorie psicodinamiche che hanno guidato per molti anni gli interventi sulle persone autistiche nel nostro Paese hanno provocato più danni che benefici, e il loro grado di effica-

26 Ulteriori informazioni e aggiornamenti sui Livelli Essenziali di Assistenza (LEA) sono reperibili sul sito del Ministero della Salute (vedi link in bibliografia).

cia è stato inequivocabilmente dichiarato nullo quando non controproducente. Ha infatti innescato per moltissimo tempo un'inutile catena di sensi di colpa nei genitori, che venivano additati come responsabili della condizione del figlio (vedi p. 54).

I vaccini provocano l'autismo?

No. Lo studio di Wakefield, pubblicato dalla rivista *Lancet* nel 1998, da cui è originata la teoria per cui il vaccino MPR sarebbe stato causa scatenante dell'autismo, è stato ritrattato dall'autore nel 2010.
Il motivo per cui spesso vengono messi in relazione i vaccini con l'esordio dello spettro autistico lo spiega a nostro avviso in maniera molto chiara Antonio Persico. In un intervento presentato al convegno "Disturbi dello spettro autistico, dalla diagnosi precoce alla vita adulta", tenutosi il 2 aprile 2014 alla Protomoteca del Campidoglio in occasione della Giornata Mondiale per la Consapevolezza dell'Autismo, lo studioso, dopo aver spiegato in maniera molto esaustiva le origini **genetiche** e **ambientali** dei disturbi dello spettro autistico, si è soffermato sulla possibilità che la vaccinazione, in un soggetto **geneticamente predisposto**, funga da **trigger** (ovvero, da innesco) di un disturbo del neurosviluppo, che si sarebbe manifestato **in ogni caso** entro i tre anni.[27] Se siete dell'idea che lo studio possa essere stato ritirato per le pressioni di "Big Pharma", posso darvi un ulteriore riscontro di vita personale. Mio figlio non è stato vaccinato prima dei 12 anni, neppure con vaccino esavalente. La sua diagnosi risale a quando aveva quattro anni... tirate voi le somme.

La chelazione può guarire dall'autismo?

No. Abbiamo spiegato che l'autismo non è una malattia da cui si possa guarire.
La chelazione è la naturale risposta alla fantasiosa teorizzazione dell'autismo come causato dai vaccini, che come abbiamo appena visto è una teoria infondata e basata su dati falsi. Le terapie chelanti andrebbero ad agire sui metalli pesanti che originerebbero i disturbi dello spettro autistico,

27 Persico A., *Fattori genetici e ambientali: quale la causa dell´autismo?*, 2014.

aiutando l'organismo a espellerli. Vale la pena di ricordare, come riportato nella Linea Guida al trattamento dei disturbi dello spettro autistico nei bambini e negli adolescenti, che: "Valutata la presenza in letteratura di un unico studio RCT sulla chelazione, interrotto per il rischio di effetti tossici, il panel ha concordemente stabilito di non raccomandare l'uso della chelazione nel trattamento dei soggetti con disturbi dello spettro autistico, a fronte della mancanza di prove di efficacia a favore di queste terapie e della presenza al contempo di dati che evidenziano possibili rischi per la salute".[28] Oltre ai farmaci chelanti, ha suscitato parecchio scalpore la notizia che alcune famiglie negli USA e in Gran Bretagna avessero iniziato a somministrare ai propri figli la Miracle Mineral Solution, un intruglio a base di candeggina che avrebbe dovuto ripulire l'intestino delle persone trattate dai batteri patogeni che sarebbero all'origine del disturbo.[29]

Una dieta senza glutine e senza caseina può ridurre la sintomatologia dello spettro autistico?

No. È comunque importante sottolineare quanto questo argomento si stia rivelando particolarmente complesso da trattare, dal momento che, soprattutto negli ultimi anni, la ricerca sul cosiddetto asse intestino-cervello (e che prende in esame le relazioni esistenti tra il microbiota intestinale e alcune funzioni cerebrali) è costantemente in evoluzione.

Un articolo del neuropsichiatra Giovanni Mazzone, pubblicato sul sito gestito dal giornalista e padre di un ragazzo autistico, Gianluca Nicoletti, spiega meglio questo argomento:

"Recenti lavori sperimentali *in modelli animali* [corsivo nostro, NdR] suggeriscono che il microbiota intestinale ha un impatto sullo sviluppo dell'asse cervello-intestino. [...] In particolare questi studi suggeriscono che l'interazione della flora intestinale non avviene solo a livello del sistema nervoso enterico, ma anche a livello del sistema nervoso centrale

28 Istituto Superiore di Sanità, *Linea Guida per il trattamento dei disturbi dello spettro autistico nei bambini e negli adolescenti*, Linea Guida 21, 2015, p. 98.
29 Centini A., *Curare l'autismo con la candeggina: la nuova, pericolosa e inutile follia dei genitori*. Tratto da Fanpage, 2018 (vedi link in bibliografia).

mediante i neuroni, il sistema neuroendocrino e mediante collegamenti neuro-immunitari e umorali, e che tale comunicazione è probabilmente di tipo bidirezionale. Questi risultati quindi forniscono spunti innovativi per una migliore comprensione del ruolo potenziale delle comunità microbiche intestinali [...] in particolare sul disturbo dello spettro autistico. Importante segnalare che tali studi al momento non legittimano l'impiego indiscriminato di diete prescritte a persone con autismo, ma semplicemente stanno aprendo una nuova strada sulla possibilità [...] in futuro di sviluppare nuovi protocolli terapeutici che devono essere sempre basati su acclarate evidenze scientifiche e non su mere speculazioni che vanno solo a scapito dei pazienti e delle loro famiglie".[30]

L'utilizzo della camera iperbarica può aiutare nel caso di disturbi dello spettro autistico?

No. La camera iperbarica e l'ossigenoterapia non rientrano tra i trattamenti di cui è stata verificata l'efficacia per i disturbi dello spettro autistico. La Food and Drug Administration (FDA) negli Stati Uniti ne ha diffidato l'utilizzo su persone con autismo.[31]

Le persone autistiche sono geni?

No. Le persone autistiche *possono*, in alcuni casi, avere un'intelligenza geniale e un quoziente intellettivo di gran lunga superiore alla media. Possono avere anche delle capacità particolari (isole di competenza),[32] perché una delle caratteristiche fisiologiche dei disturbi dello spettro autistico è una differente connessione neurale. A differenza di un cervello

30 Pernoiautistici, *Il microbiota intestinale e l'autismo*, vedi link in bibliografia.

31 Food and Drug Administration, *Be Aware of Potentially Dangerous Products and Therapies that Claim to Treat Autism*, 2019 (vedi link in bibliografia).

32 Il film *Rain Man. L'uomo della pioggia* (regia di B. Levinson, 1988), che per la maggior parte dei genitori di persone autistiche rappresenta una sorta di nemesi, essendo divenuto uno dei maggiori stereotipi sull'autismo noti ai non addetti ai lavori, ci fa capire bene cosa si intenda per isole di competenza. Se ricordate, Dustin Hoffman, nei panni di Raymond Babbit, aveva capacità di calcolo straordinarie, ma non era poi in grado di svolgere calcoli elementari che gli sarebbero stati utili, ad esempio, per poter fare in autonomia acquisti in un negozio.

neurotipico, possono esserci alcune aree fortemente interconnesse e altre che lo sono in maniera minore. Questo può, per alcune persone, implicare la possibilità di condurre una vita sociale nella norma e il raggiungimento di un'autonomia personale. Ma non è questo, sfortunatamente, il caso di coloro il cui funzionamento è basso o medio, in cui – come abbiamo già detto – è spesso associata anche una disabilità intellettiva che va a compromettere ulteriormente le possibilità di avere una vita indipendente.

Una persona con autismo severo può scrivere un libro?

No. Spiace deludere, ma una persona con un autismo severo, incapace di comunicare verbalmente (che, attenzione, non va confuso con comunicare **vocalmente**), non può di suo pugno scrivere un libro.
I vari esempi letterari che sono emersi in questi ultimi anni, e che evito di citare, sono stati scritti con l'aiuto di un facilitatore, usando per l'appunto la cosiddetta Comunicazione Facilitata (CF). Crediamo che questa possa essere definita senza ombra di dubbio come una delle più affascinanti, ma al tempo stesso macroscopiche, "bufale" che ha riguardato l'autismo in questi anni. Ancora riportando la Linea Guida dell'Istituto Superiore di Sanità in merito, osserviamo che la raccomandazione è quella di "non utilizzare la Comunicazione Facilitata come mezzo per comunicare con bambini e adolescenti con disturbi dello spettro autistico".
Sappiamo che questa idea è il frutto di un comprensibile e legittimo desiderio di voler trovare qualcosa di prezioso all'interno della persona autistica. Si tratta però, al tempo stesso, di un sintomo di mancata accettazione di quella che è la condizione di disabilità che un autismo con un basso funzionamento e una disabilità intellettiva associata implica.[33] Una delle maggiori difficoltà che le persone con autismo incontrano nella loro

33 Per chi voglia approfondire, invito alla lettura del libro di G. Rayneri *Pulce non c'è*, 2009, da cui è stato tratto anche l'omonimo film (regia di G. Bonito, 2012). Tratto da una storia vera, racconta di una famiglia accusata di molestie e abusi sulla figlia autistica, dopo che a scuola era stato fatto intervenire un facilitatore che avrebbe desunto, attraverso la CF, abusi perpetrati su Pulce (Margherita) da parte del padre. L'incubo giudiziario termina solo dopo che la bimba e la sorella tredicenne vengono visitate da una ginecologa che esclude segnali di abuso oltre ogni ragionevole dubbio.

vita è proprio la comprensione del linguaggio astratto e delle metafore. Possiamo davvero ritenere che non lo possano fare nella vita quotidiana, ma possano farlo scrivendo un libro? Diverso, naturalmente, è il discorso rispetto a persone con autismo ad alto e altissimo funzionamento, perfettamente in grado di auto-rappresentarsi da sole, come l'attivista statunitense Temple Grandin.[34] Se proprio volete leggere un libro scritto da una persona autistica, è dai suoi che dovreste iniziare.

34 Grandin T., *Pensare per immagini*, 2001.

INQUADRAMENTO DIAGNOSTICO
e illustrazione delle caratteristiche dello spettro autistico nelle sue varianti

INQUADRAMENTO DIAGNOSTICO: IL DSM-5 E L'ICD-10

La complessità che contraddistingue la condizione autistica inizia già dalla sua definizione. Come possiamo arrivare a definire una persona "autistica"? Quali sono le caratteristiche che accomunano persone che, all'apparenza (e anche nella sostanza), sono così diverse tra loro?
Dal punto di vista strettamente medico, i criteri che permettono di identificare i disturbi dello spettro autistico sia per i minori che per gli adulti sono contenuti nel *Manuale diagnostico e statistico dei disturbi mentali*, redatto dalla American Psychiatric Association, arrivato attualmente alla sua quinta edizione (DSM-5, per l'appunto). Il DSM, insieme alla *International classification of diseases* (l'inventario delle patologie, mentali e fisiche, redatto dall'Organizzazione Mondiale della Sanità – attualmente aggiornata alla sua decima edizione – ICD-10) costituiscono la cornice all'interno della quale gli specialisti si muovono per formulare, attraverso vari test psicometrici, una diagnosi di spettro autistico.[35]
Se è vero infatti che molti di noi possono riconoscere nel proprio modo

35 Vale tuttavia la pena di osservare che al momento della pubblicazione di questo libro l'ICD-9 è il sistema di classificazione ufficialmente adottato dal Sistema Sanitario Nazionale, benché siano state introdotte versioni più recenti (ICD-10) e coesistano anche altri sistemi di classificazione (DSM-4 e DSM-5).

di essere alcuni tratti autistici, quello che porta a una diagnosi di autismo è la **compresenza di più caratteristiche, che compromettano in modo significativo il funzionamento della persona,** che si riferiscono in particolare a due macro-aree:

1. comunicazione e interazione sociale;
2. interessi ripetitivi e ristretti.

La combinazione delle difficoltà, maggiori o minori, che la persona autistica incontra nel corso della sua esperienza, determina una sua maggiore o minore capacità di adattarsi all'ambiente circostante.
Avremo così a che fare con una scala che parte da un livello 1 (autismo lieve, autismo ad alto funzionamento, sindrome di Asperger), passando per un autismo di livello 2 (autismo medio), per arrivare infine all'autismo di livello 3 (autismo severo, condizione cui spesso se ne associano altre, la più comune delle quali è la disabilità intellettiva, quella che nel linguaggio comune viene erroneamente definita "ritardo mentale").
Secondo il DSM-5, quindi, possiamo classificare i disturbi dello spettro autistico facendo riferimento alla seguente tabella:

LIVELLO DI GRAVITÀ	COMUNICAZIONE SOCIALE	COMPORTAMENTI RISTRETTI, RIPETITIVI
LIVELLO 1 "È necessario un supporto"	In assenza di supporto, i deficit della comunicazione sociale causano notevoli compromissioni. Difficoltà ad avviare le interazioni sociali e chiari esempi di risposte atipiche o infruttuose alle aperture sociali da parte di altri. L'individuo può mostrare un interesse ridotto per le interazioni sociali.	L'inflessibilità di comportamento causa interferenze significative con il funzionamento in uno o più contesti. Difficoltà nel passare da un'attività all'altra. I problemi nell'organizzazione e nella pianificazione ostacolano l'indipendenza.

LIVELLO 2 "È necessario un supporto significativo"	Deficit marcati delle abilità di comunicazione sociale verbale e non verbale; compromissioni sociali visibili anche in presenza di supporto; avvio limitato delle interazioni sociali; reazioni ridotte o anomale alle aperture sociali da parte di altri.	Inflessibilità di comportamento, difficoltà nell'affrontare i cambiamenti o altri comportamenti ristretti/ripetitivi sono sufficientemente frequenti da essere evidenti a un osservatore casuale e interferiscono con il funzionamento in diversi contesti. Disagio/difficoltà nel modificare l'oggetto dell'attenzione o l'azione.
LIVELLO 3 "È necessario un supporto molto significativo"	Gravi deficit delle abilità di comunicazione sociale, verbale e non verbale, causano gravi compromissioni del funzionamento; avvio molto limitato delle interazioni sociali e reazioni minime alle aperture sociali da parte di altri.	Inflessibilità di comportamento, estrema difficoltà nell'affrontare il cambiamento o altri comportamenti ristretti/ripetitivi interferiscono in modo marcato con tutte le aree del funzionamento. Grande disagio/difficoltà nel modificare l'oggetto dell'attenzione o l'azione.

Tabella 1 (Fonte: Angsa).

Vale la pena di sottolineare, come ricorda il testo di Borgi, Cirulli, Ferraro, Laghi e Venerosi del 2020[36], che nel DSM-5 "si è scelto di rivedere l'approccio categoriale, basato soltanto sulla presentazione di specifici set comportamentali, proponendo un approccio misto: l'autismo è classificato attraverso un'unica categoria diagnostica definita tramite un comune set di comportamenti identificati da due domini (l'area socio-comunicativa e la presenza di interessi ristretti e ripetitivi). Tale categoria diagnostica va però letta in modo dimensionale, ovvero va adattata alla presentazione clinica individuale attraverso l'inclusione di *specificatori clinici* (es. gravità abilità verbali) e *caratteristiche associate* (es. disturbi genetici, epilessia, disabilità intellettiva ecc.). Questo serve anche per stabilire una diagnosi che sia utile alla predisposizione di un piano di intervento il più possibile 'disegnato' sulle caratteristiche individuali".
A titolo puramente esemplificativo, e ricordando ancora una volta che ciascun individuo è diverso dall'altro anche all'interno dello spettro au-

36 Borgi M., et al., *Modelli innovativi di welfare: il progetto individuale come strumento di inclusione sociale e lavorativa di persone con autismo*, p. 5 (vedi link in bibliografia).

tistico, portiamo qui di seguito tre testimonianze di genitori con figli afferenti ai tre livelli indicati.

Jacopo (nome di fantasia) ha 18 anni e ha una diagnosi di autismo di livello 1. Ha un quoziente intellettivo superiore alla media, linguaggio forbito, legge tanto e ha concluso gli studi, conseguendo il diploma di un istituto tecnico con un percorso didattico ordinario. Nel suo iter di studi ha avuto il sostegno dell'insegnante e dell'operatore. Si iscriverà all'università in scienze politiche per approfondire i suoi interessi per la geografia e la storia. Jacopo necessita di aiuto nelle interazioni sociali con i propri pari e con le persone adulte. Riesce a comprendere le metafore con difficoltà, e interagisce con estrema franchezza, senza percepire gli effetti che può produrre all'interlocutore. È completamente autonomo nella cura personale, ma vuole essere comunque supportato. Appare come un *lord*, nel senso che ha una postura rigida, non gli piace sporcarsi e detesta rendersi ridicolo in pubblico.

Gli piace però essere apprezzato dagli altri e per questo motivo mantiene relazioni amicali e familiari.

La diagnosi, la presa in carico e il riconoscimento dell'invalidità, è stata precoce. Questo perché Jacopo, al compimento del secondo anno di età, ha cominciato a perdere competenze tipiche dello sviluppo: il linguaggio era assente. Poi ha iniziato da solo a parlare in italiano, inglese e francese. Per raggiungere le competenze che abbiamo descritto è stato necessario un lavoro di rete, con continui incontri e progettualità dedicate che hanno visto coinvolti diversi attori:

- la scuola (insegnante e operatore di sostegno, corpo insegnanti e sportello autismo);
- gli operatori sanitari (neuropsichiatra infantile, psicologo, logopedista, psicomotricista);
- il tempo libero: Jacopo ha praticato e pratica T.M.A. (terapia multisistemica in acqua), ha passione per la musica e l'equitazione;
- la famiglia, che lo ha gradualmente esposto agli atti della vita quotidiana (ad esempio andare in chiesa, al cinema, al ristorante e via dicendo);
- l'associazionismo.

Questa rete di attori sociali ha condiviso le scelte educative necessarie a Jacopo, nel rispetto dei suoi bisogni nelle diverse fasi di crescita.
Jacopo, come molte persone autistiche, vive con dei livelli di ansia superiori alla media. Nel tempo, però, ha appreso delle strategie per gestire tali stati d'ansia, che per lui sono faticosi, senza necessità di ricorrere a una terapia farmacologica.
Ora, in età adulta, affronterà con un sostegno psicologico la cura delle sue amicizie, il supporto negli studi universitari, e a seguire il suo inserimento lavorativo, nonché l'accompagnamento a una vita affettiva e indipendente.
Manfredi ha una diagnosi di autismo di livello 2. Non ha disabilità intellettiva associata, è in grado di comunicare verbalmente, ma ha necessità di supporto per interagire con gli altri in maniera corretta, ad esempio riportandolo a rispondere in modo pertinente alle domande che gli vengono rivolte senza focalizzarsi esclusivamente sui suoi interessi ristretti (cartoni animati preferiti, videogiochi e, più di recente, la pandemia, con tutte le domande relative a contagi, situazione dei vaccini e decessi).
Manfredi può compiere alcuni atti della vita quotidiana senza supporto esterno. È in grado di lavarsi e vestirsi da solo, ma per riuscire a raggiungere questi obiettivi è stato necessario approntare un intervento educativo molto strutturato, che gli ha indicato in maniera precisa i vari passaggi che doveva mettere in sequenza per compiere ogni azione.
All'età di 14 anni le interazioni con i suoi coetanei diventano sempre più difficili, perché Manfredi non ha il senso dell'umorismo, e per lui non è facile capire le battute e i "non detti". Riesce a interpretare le espressioni facciali (quindi ad associare alle emozioni corrette sorriso e pianto, per esempio) perché lo ha appreso attraverso un percorso educativo che lo ha allenato a riconoscere cognitivamente le emozioni tramite immagini. Sta per iniziare la scuola superiore, e al termine dell'adolescenza sarà più chiaro quale sarà il suo livello possibile di autonomia come autistico adulto.
Gaia ha 30 anni e una diagnosi di autismo da moderato a grave, con disabilità intellettiva, art. 3 comma 3. Il linguaggio verbale è comparso verso i quattro anni. Prima di questa età Gaia era in grado di pronunciare al-

cune parole, ma non le utilizzava a scopo comunicativo. Anche ora usa il linguaggio verbale per comunicare alcuni bisogni essenziali, ma non sa dire ad esempio se ha un dolore, né sa descriverlo. Non ha raggiunto autonomie personali, nel senso che – pur avendo acquisito il controllo sfinterico all'età di cinque anni – non è tuttora in grado di lavarsi, curare l'igiene intima, vestirsi, scaldarsi il latte senza che ci sia un attore esterno che le dia indicazioni su come fare tutte queste azioni. Gaia inoltre non è in grado di valutare situazioni di pericolo. Nonostante le sue difficoltà, interventi e trattamenti educativi comportamentali le hanno consentito di imparare tutto quello che ha appreso in questi anni. Fa molta fatica a generalizzare ciò che apprende: è in grado quindi di riproporre una soluzione a una situazione problematica solo se questa è esattamente sovrapponibile a una situazione già nota perché proposta molte volte nel corso del trattamento cognitivo-comportamentale. Da sempre è autolesionista quando vive situazioni di disagio e ansia, mentre non ha mai mostrato aggressività verso gli altri. Non ha interessi particolari e questo rende difficile trovare degli stimoli che la aiutino a portare avanti apprendimenti in maniera costante. La carenza di interessi che la motivino richiede quindi un intervento esterno che la guidi verso apprendimenti sempre nuovi: infatti, nonostante la gravità e l'età, Gaia, se opportunamente seguita, continua ad apprendere e a migliorare.

Jacopo, Manfredi e Gaia sono molto diversi tra loro: tuttavia sono tutte e tre persone con autismo. Sono esempi di una realtà in cui ogni persona autistica è diversa dall'altra. Si parla di spettro autistico proprio perché ci sono tutte le possibili, infinite sfumature che vanno dalla capacità di condurre una vita indipendente e non invalidante alla necessità di supporto intensivo a vita.

Prima di entrare nel dettaglio del percorso diagnostico, intendiamo dedicare qualche parola ad alcuni aspetti che appaiono trasversali rispetto alle diverse forme di gravità, e possono essere utili sia per chi condivide la propria vita con una persona autistica sia per comprendere come le persone autistiche esperiscano il mondo.

L'ALTERAZIONE SENSORIALE

L'alterazione sensoriale è un tratto comune nelle persone che rientrano nello spettro dell'autismo e può manifestarsi in modi diversi e assolutamente originali.
L'elaborazione delle informazioni provenienti dagli organi di senso (gusto, vista, udito, olfatto, tatto) avviene in modo differente nelle persone con autismo, rispetto alle persone che non sono nello spettro (quelle che gli specialisti distinguono dalle persone autistiche definendole *neurotipiche*). Può manifestarsi con una iper o iporeattività ad alcuni stimoli sensoriali, oppure con la presenza di interessi sensoriali insoliti. Tali stimoli possono provocare in alcune situazioni un disagio difficilmente immaginabile per chi non vive questa condizione.
La ricercatrice ucraina Olga Bogdashina, madre di un ragazzo autistico, ha approfondito questo tema in maniera molto dettagliata.[37] Cerchiamo di rendere più chiaro questo aspetto ricorrendo ad alcuni esempi. Nel caso del gusto e dell'olfatto, una ipersensibilità può condizionare una importante selettività alimentare, che la persona autistica mette in atto per proteggersi dal sovraccarico sensoriale che gusti e odori potrebbero provocare. Alcune persone autistiche appaiono al contrario del tutto indifferenti al gusto del cibo e mangiano qualsiasi cosa venga loro proposta, fino a sfociare in alcuni casi in disturbi alimentari di tipo compulsivo che necessitano di un contenimento esterno. Analogamente, vi sono persone ipersensibili al tatto, che non sopportano di essere accarezzate o abbracciate, oppure all'estremo opposto persone che ricercano il contatto fisico e che a volte non riescono a riconoscere le barriere sociali che lo regolano. Gaia, ad esempio, di cui abbiamo parlato poco sopra, fin da neonata non amava il contatto fisico, e respingeva la madre anche nel momento dell'allattamento. Tuttora non ama essere abbracciata.
Ancora, nel caso della vista, ci può essere una ipersensibilità che provoca un fastidio intollerabile nei confronti di determinate luci, colori o

37 Bogdashina O., *Le percezioni sensoriali nell'autismo e nella sindrome di Asperger*, 2011.

movimenti, oppure un estremo interesse sensoriale che spinge a focalizzarsi su alcuni dettagli, colori, movimenti, sino a divenire un interesse assorbente.

Abbiamo lasciato per ultimo l'udito: l'ipersensibilità uditiva è molto comune e invalidante per le persone autistiche. Esiste un bel cortometraggio[38] illustrativo di quello che significhi non riuscire a discriminare i suoni in maniera "comune" per chi è autistico: è come se vi trovaste perennemente all'interno di una discoteca in cui tutti i rumori, indipendentemente dal loro volume, arrivano al vostro orecchio con la stessa intensità. Immaginate la fatica che una persona che sente in questo modo deve affrontare per poter riuscire a distinguere, all'interno di una conversazione, il filo principale del discorso e discriminarlo dai rumori di fondo (come, ad esempio, un climatizzatore acceso).

Stiamo facendo esempi estremi, ma ricordiamo che nel mezzo ci sono tante varianti. Le alterazioni sensoriali sono tuttavia importanti da conoscere e riconoscere, perché hanno un forte impatto sulla vita della persona con autismo e su chi le sta accanto. La capacità di convivere con queste alterazioni, adattandosi e/o trovando delle strategie efficaci per gestirle, può fare una enorme differenza sulla qualità della vita della persona autistica e della sua famiglia, oltre che nel raggiungimento degli obiettivi di autonomia.

MITO DI SISIFO O "VITA DA MEDIANO"? LA REGRESSIVITÀ

L'immagine mitologica di Sisifo, condannato dagli dei a spingere per l'eternità un enorme masso in cima a una montagna, per poi, arrivato in vetta, doverlo vedere rotolare alla base e ricominciare da capo, è una delle metafore che mi ha sempre accompagnato quando, nella vita di mio figlio, si sono manifestate delle regressioni. Mi sono spesso sentita come Sisifo, arrivata alla fine dello sforzo: vedi i risultati del lavoro fatto, ma arriva una regressione e ti tocca ripartire da capo. Spesso ho detto ai genitori di bim-

38 Alkurah, *Sensory Overload*, 2015 (vedi link in bibliografia).

bi neo-diagnosticati, che contattavano il Telefono Blu, che la regressività è uno degli elementi che spesso mettono alla prova la famiglia.
Come vedremo, la perdita di competenze che erano state precedentemente acquisite è uno dei principali campanelli di allarme che devono far sorgere il sospetto di un disturbo del neurosviluppo, e merita una valutazione specialistica approfondita. Oltre a essere un sintomo di allarme che può aiutare a effettuare una diagnosi corretta in età precoce, la regressività è una caratteristica che spesso tende a permanere, pur mettendo in atto un intervento adeguato. Che lo sviluppo non sia lineare è un dato anche nelle persone con sviluppo tipico, e a maggior ragione lo è nelle persone con uno sviluppo atipico.
Ci preme sottolineare questo aspetto perché inevitabilmente le regressioni generano una grande preoccupazione e frustrazione; queste però possono essere temporanee e non permanenti, e la famiglia deve essere consapevole che il loro manifestarsi non significhi un fallimento del processo abilitativo messo in atto. Le cause scatenanti delle regressioni possono essere molteplici: una delle principali sono i cambiamenti, che le persone con autismo, fortemente dipendenti dalle proprie routine, possono mal sopportare. L'intervento precoce può aiutare nel costruire una maggiore flessibilità, ma molto spesso la routine rimane un elemento estremamente rassicurante. I cambiamenti possono provocare confusione e aumento dei livelli di ansia, che possono manifestarsi con la messa in atto di comportamenti regressivi. Spesso, però, se la causa della regressione viene individuata e vengono messe in atto le strategie giuste, è possibile ristabilire le competenze acquisite.
Anche i cambiamenti psichici e fisici, oltre che le aumentate richieste sociali, che si presentano in età adolescenziale, possono scatenare comportamenti regressivi.
So bene, da madre, quanto possa essere frustrante trovarsi di fronte alle regressioni. È tuttavia fondamentale essere consapevoli che si tratta di fasi, e che continuando a lavorare le regressioni possono rientrare. Non bisogna scoraggiarsi, ingenerando così un circolo vizioso di perdita di competenze. È importante mantenere i nervi saldi, non lasciarsi prendere dallo sconforto, e analizzare insieme con i professionisti le possibili

origini delle regressioni, lavorando per tornare alle competenze acquisite. Mi preme in ogni caso concludere con una considerazione riguardo alla necessità di portare avanti un processo psicoeducativo per piccoli passi. Spesso è difficile riuscire a fare previsioni di lungo periodo, mentre è di fondamentale importanza potersi concentrare su obiettivi concreti e raggiungibili. L'incertezza riguardo al futuro, nella mia esperienza di genitore, è stata una delle cose più frustranti. Bisogna imparare a convivere con questa incertezza e cercare di non avere aspettative a lungo termine: questo mi consente di convivere con l'autismo di mio figlio senza che l'angoscia per il suo futuro mi paralizzi. Concentrarmi sul *qui e ora*, e lavorare per micro-obiettivi, mi ha consentito di abbandonare la prospettiva del lungo periodo. Una delle domande che mi veniva fatta in maniera più ricorrente, quando mio figlio era piccolo, era quante possibilità ci fossero che diventasse un adulto autonomo, ma questo ancora oggi non mi è dato di sapere. Minore è la compromissione e maggiori saranno le possibilità di portare avanti un progetto di vita indipendente: ma questo non è un dato di fatto, perché tale possibilità è fortemente condizionata dagli interventi che vengono messi in atto. Una delle cose che mi colpì maggiormente quando misi piede in Angsa fu la testimonianza del padre di una ragazza adulta che mi raccontò: "Ho visto bimbi che sembravano lievi non progredire di un passo, e altri che parevano gravi cambiare radicalmente in meglio, al punto da non riconoscerli più. Il fatto è che non puoi sapere prima come andrà". Ho fatto tesoro di queste parole, e cerco sempre di vivere alla giornata. Analizzo, per quanto mi è possibile, progressi e regressi, e ritaro gli obiettivi educativi che mi pongo con mio figlio con quelli di altri soggetti con cui condivido il suo percorso di crescita.
Ma forse, in effetti, come mi faceva notare un'altra amica mamma, il paragone più calzante è quello con il mediano di Ligabue; la canzone (*Una vita da mediano*), dedicata al ruolo calcistico dell'ex giocatore dell'Inter degli anni Settanta, Gabriele Oriali, rappresenta un vero e proprio elogio di quelli che lavorano in sordina per il bene della squadra. E per un genitore che convive con l'autismo, effettivamente è un po' così: davanti alle crisi e alle regressioni, "finché ce n'hai, stai lì, stai lì".

IL PERCORSO DIAGNOSTICO: attori e strumenti

MEDICINA DI BASE E SPECIALISTI: GLI ATTORI COINVOLTI NEL PROCESSO DIAGNOSTICO

Chi sono gli attori coinvolti nel processo diagnostico? Come e quando arrivare a una diagnosi di spettro autistico? Essendo l'autismo un disturbo del neurosviluppo, il suo esordio avviene nel corso della prima infanzia. Questo, però, non deve farci pensare che si tratti di una condizione che riguarda solo l'età infantile: di fatto, l'autismo è una condizione permanente e irreversibile.

Quello che è reversibile, come vedremo dopo, è la compromissione che l'autismo può comportare nella vita di relazione, sempre che si intervenga in maniera adeguata nell'educazione della persona autistica, e questa reversibilità sarà tanto maggiore quanto più precoce sarà l'intervento psicoeducativo.

Vediamo quindi quali sono i primi passi per iniziare a capire se abbiamo a che fare con un disturbo dello spettro autistico.

Sono ormai parecchi anni che nella pediatria di base sono stati introdotti i cosiddetti "bilanci di salute". Si tratta di griglie di valutazione degli stadi di sviluppo che i pediatri di famiglia hanno a disposizione per verificare che i propri pazienti stiano effettivamente rispettando le tappe evolutive previste da una crescita secondo parametri nella norma. Questi bilanci, che si svolgono a 3, 6, 12, 24 mesi e a seguire, prevedono a partire dai 12 mesi l'analisi dei primi segni di possibili anomalie riferibili a un neurosviluppo atipico, come reciprocità dello sguardo, sviluppo del linguaggio, interazione sociale. La presenza di campanelli d'allarme al bilancio di salute dovrebbe indurre il pediatra a indirizzare la famiglia a un consulto specialistico, che permetterà di valutare in maniera più attenta, sia attraverso l'osservazione diretta del bimbo o della bimba in età prescolare, sia attraverso strumenti di colloquio strutturati rivolti ai genitori, di capire se esista un rischio elevato di neurosviluppo atipico.

Per esperienza personale e di molti altri genitori che ho conosciuto, tendo a essere particolarmente scettica nei confronti di pediatri di famiglia che temporeggiano nell'indirizzare allo specialista e che seguono il tranquillizzante adagio "ogni bambino ha i suoi tempi". Essendo lo sviluppo del sistema nervoso centrale un processo che si completa per il 95% entro il compimento del quinto anno di età, una diagnosi – e conseguentemente, un intervento psicoeducativo **adeguato e precoce** – possono veramente fare la differenza tra una condizione autistica invalidante e una meno invalidante (questo, indipendentemente dal livello di gravità del disturbo, ma sicuramente a maggior ragione nei casi di autismo lieve).

Possiamo quindi dire che una diagnosi di autismo viene fatta sulla base dell'osservazione dei comportamenti osservati dagli specialisti. A questo scopo esistono una serie di strumenti metodologici che gli esperti hanno a disposizione e che consentono di valutare, soprattutto in caso di diagnosi precoci, il **livello di rischio** che la persona vada incontro a uno sviluppo atipico.

Uno dei primi strumenti utilizzati per lo screening è la cosiddetta "Autism Checklist in Toddlers", inizialmente formulata dallo specialista britannico Simon Baron-Cohen, e poi ampliata nella sua versione americana nota come M-Chat Revised.[39] (Ne riportiamo in appendice, a p. 107, la versione italiana.)

39 Letteralmente, Lista di sintomi di autismo nei bambini di due anni e Lista di sintomi di autismo nei bambini di due anni modificata (CHAT e M-CHAT). La prima si compone di soli nove quesiti e si presta a essere utilizzata agevolmente anche dai pediatri di famiglia, la seconda richiede un maggiore intervento di interpretazione. Viene spesso sottoposta ai genitori nei corsi delle prime valutazioni presso ASL e reparti ospedalieri di Neuropsichiatria infantile in caso di diagnosi.
Salomone E. et al., *Modified Checklist for Autism in Toddlers. M-Chat RV F Italian*, 2014, p. 2-3.

Va sottolineato che lo screening è un indicatore di rischio, e non una diagnosi vera e propria. Sarà lo specialista che, sulla base dello screening e dell'osservazione diretta del bambino, oltre all'utilizzo di altri test psicometrici, capirà se ci si trova davanti a un caso di sviluppo atipico, ovvero di spettro autistico. Non esiste un elenco definito di test psicometrici che gli specialisti utilizzano per diagnosticare una condizione autistica; inoltre, dal momento che, come abbiamo già sottolineato, si tratta di una condizione estremamente variabile nelle sue manifestazioni, può rivelarsi necessario personalizzare anche il tipo di strumenti diagnostici da utilizzare. Come abbiamo già detto, infatti, spesso agli autismi più severi si accompagna un ritardo cognitivo che va anch'esso investigato con appositi test psicometrici, cui si associano (e si rivelano fondamentali per la diagnosi) colloqui con i familiari. Per motivi che vedremo oltre (vedi p. 65), l'unica cosa che mi sento di suggerire è che si richieda che nel percorso diagnostico venga utilizzata la VABS (Vineland Adaptive Behaviour Scale),[40] strumento fondamentale ai fini del riconoscimento dell'invalidità civile.

La diagnosi perciò è il risultato di un percorso articolato, in cui si incontrano genitori, professionisti e specialisti. Spesso viene vista dai genitori come un punto di arrivo, che pone fine a un lungo periodo di fatica emotiva e mentale. Ho spesso riportato, durante le chiamate ai genitori dei bimbi neo-diagnosticati, che il periodo più brutto della mia vita è stato sicuramente quello pre-diagnosi.

Ricordo che passavo le giornate ad analizzare ogni gesto e comportamento di mio figlio, come se fosse un insetto al microscopio, alternando giornate di sollievo quando non comparivano particolari anomalie ad

---

40 Letteralmente, Scale di comportamento adattivo (Sparrow S.S., Balla D. e Cicchetti D. V., *Vineland Adaptive Behavior Scales-II – Second Edition – Survey Interview Form*, 2016 (1984)): valutano l'autonomia personale condizione di neurosviluppo che insorge prima del compimento dei tre anni di età. Questo significa che esistono anche autistici adulti, e sempre di più autistici anziani: l'aumento dell'aspettativa di vita cui assistiamo interessa difatti anche le persone con autismo, ponendo una serie di nuovi interrogativi al mondo politico e sociale al fine di dare risposte a bisogni educativi speciali a soggetti che fino a qualche anno fa non esistevano.

altre di completo scoramento quando le cose non andavano bene e si manifestavano crisi e meltdown.
La diagnosi ha posto la parola "fine" a questo stato di limbo. Non è stata facile da accettare, ma perlomeno ha dato una spiegazione certa e tangibile sulle particolarità di mio figlio e sulle difficoltà di noi genitori, che ci ritenevamo peraltro piuttosto attenti e premurosi, ma che lo vedevamo così diverso dai suoi coetanei e con il quale faticavamo da almeno un paio d'anni.
La diagnosi ci ha permesso di accedere alle indicazioni necessarie per mettere in atto un intervento precoce. Suggerisco in ogni caso di rivolgersi allo specialista qualora osserviate in età prescolare una regressione in competenze inizialmente apprese e che poi improvvisamente paiono scomparire: le possibilità di ridurre in maniera significativa le difficoltà che una persona con autismo incontra nella sua vita sono difatti, direttamente proporzionali alla tempestività con cui si va a proporre un intervento psicoeducativo adeguato.
Ricapitolando, quindi, questi sono gli attori che andranno coinvolti in questo percorso:

- pediatri di base;
- neuropsichiatri infantili;
- figure educative (genitori, insegnanti di nido e scuola dell'infanzia, e degli ordini e gradi a seguire – ricordiamo che spesso in caso di autismo di livello 1 le diagnosi sono tardive, soprattutto se il linguaggio si è sviluppato in maniera adeguata);
- specialisti dell'approccio psicoeducativo (terapisti cognitivo-comportamentali, logopedisti in caso di disturbi associati del linguaggio, psicologi);
- servizi territoriali (Unità di Neuropsichiatria infantile della ASL locale, assistenti sociali).

È fondamentale che queste figure lavorino **in sinergia** per il progetto di vita della persona con autismo. Nel prossimo capitolo vedremo più nello specifico come ci si deve muovere nei meandri della burocrazia, per quanto riguarda i riconoscimenti di legge (invalidità civile e 104), per poi passare agli interventi più specifici nel caso di una diagnosi di autismo.

PERCHÉ È IMPORTANTE RIVOLGERSI A SPECIALISTI ESPERTI DI AUTISMO: PASSATO E PRESENTE DELLA NEUROPSICHIATRIA INFANTILE IN ITALIA

Sulla formazione accademica della neuropsichiatria infantile nel nostro Paese andrebbe aperto un capitolo a parte. Va però detto che gli unici due Paesi in cui i curricula universitari di neuropsichiatria infantile prevedono la presenza di molti esami di psicologia di stampo clinico e psicanalitico sono l'Italia e la Francia. Questo ha comportato in passato (e, ahimè, comporta ancora oggi, nel caso di alcuni neuropsichiatri di vecchia formazione), l'interpretazione dell'autismo – che è di fatto un disturbo del neurosviluppo – come un disturbo di tipo relazionale. Ciò significa che non solo è necessario rivolgersi alla neuropsichiatria infantile in caso di sospetto, ma che è anche fondamentale rivolgersi a professionisti che abbiano un orientamento teorico adeguato. Rivolgersi alle Angsa locali per conoscere i professionisti con cui collaborano sul territorio può far risparmiare tempo prezioso.
Per me, membro di un'associazione di genitori, è sconfortante sapere che ancora oggi esistono reparti in cui la psicodinamica la fa da padrona. Riporto, a titolo esemplificativo, un messaggio ricevuto da un'amica specializzanda in neuropsichiatria infantile. Il messaggio risale al 2018.

"Ciao Federica, sono... [...] Chissà se ti ricordi ancora di me, è passato molto tempo...
Nel frattempo mi sono laureata, sono diventata medico e sto concludendo il mio primo anno di specializzazione in neuropsichiatria infantile.
Oggi ti ho pensata e ho deciso di cercarti per scriverti. Sento di doverti e volerti ringraziare. Grazie perché se ho scelto la neuropsichiatria infantile lo devo anche a te, e per la prima volta nella mia vita mi trovo a occuparmi di qualcosa che mi appassiona davvero.
Grazie perché leggendo le parti della tua storia, che hai tanto generosamente scelto di condividere sul forum, ho capito molte cose che non avrei mai potuto comprendere altrimenti.

Leggere di te mi ha aiutata a imparare a mettermi nei panni dei genitori e a sforzarmi sempre di trovare il modo di mettermi dalla loro parte. Leggendoti ho nutrito il mio senso critico nei confronti di chi si pone in una posizione giudicante nei confronti di pazienti e genitori. Mi sei di ispirazione per continuare a studiare, per non accettare certe visioni dogmatiche ancora troppo diffuse nella neuropsichiatria italiana legata a scuole di pensiero anacronistiche e prive di evidenze scientifiche, [...] a lottare contro consuetudini disumane basate su teorie fantasiose. Vedo quotidianamente sprecare le risorse della neuropsichiatria in valutazioni diagnostiche infinite (che non arrivano mai a una vera diagnosi) e in fantomatiche terapie non basate sull'evidenza e prive di veri obiettivi. La maggior parte dei miei colleghi specializzandi, sebbene talvolta abbiano delle perplessità, tendono poi ad adattarsi, forse per quieto vivere. Io, grazie al cielo, non riesco a farlo, e non voglio farlo. Credo che parte della forza che sto trovando dentro di me per non arrendermi io la debba a te e ai tuoi racconti. Sto cercando di costruirmi una formazione che sia la migliore possibile anche allo scopo poi di promuovere le buone pratiche in neuropsichiatria infantile e combattere, con armi più affilate, contro le consuetudini obsolete e dannose."

Questa testimonianza ci esorta a sottolineare non solo l'importanza di una diagnosi precoce, ma anche a raccomandare di prestare attenzione ai professionisti cui ci si rivolge. Se sostituiamo l'etichetta "autismo" con quella di "psicosi infantile" e utilizziamo un approccio psicodinamico, perdiamo tempo prezioso, non indicando ai genitori la strada corretta da seguire. Questo in alcuni contesti succede ancora oggi. Se guardiamo al passato, i genitori di autistici adulti possono purtroppo testimoniare di anni trascorsi a fare terapia familiare presso psicanalisti che, influenzati dalle teorie (per fortuna oggi sconfessate) di Bruno Bettelheim esposte nel libro *La fortezza vuota*,[41] si sono sentiti dire che l'autismo del proprio figlio era colpa loro: il figlio metteva in atto una reazione di chiusura causata dalla scarsa presenza della figura materna e, più in generale, dalla

41 Bettelheim B., *La fortezza vuota. L'autismo infantile e la nascita del sé*, 1967.

mancata accettazione della piena identità del figlio da parte dei genitori, che avrebbe indotto il bambino autistico a ritenere di non avere alcuna influenza sul mondo esterno.[42]

In sintesi, ci si è focalizzati troppo spesso sulla relazione tra la persona con autismo e i suoi familiari – genitori in particolare, e più nello specifico le madri – anziché analizzarlo per quello che è: **un disturbo del neurosviluppo**, le cui cause sono di natura multi-fattoriale, ma prevalentemente genetiche e ambientali. Questo ha comportato – e ancora oggi a volte comporta – dei ritardi molto importanti nell'ottenere una diagnosi corretta, andando a intervenire con strumenti non adeguati su quelle che sono le effettive necessità di una persona con autismo.

Le teorie che riconducevano l'origine dell'autismo all'interno della famiglia e al mondo delle relazioni sono state sconfessate ormai da decenni. Ma la tentazione di dare comunque la colpa alle madri è troppo forte: nel 2009 la mia colpa era quella di essere una madre troppo accudente, e la mia maternità ad alto contatto – *co-sleeping*, allattamento prolungato, e via dicendo – diventava la causa del mancato sviluppo tipico di mio figlio. La cosa è stata affermata sia da un'educatrice del nido, che ha interpretato le sue difficoltà come sintomo del mio "non volere staccare il cordone ombelicale", sia dalla prima psicologa dell'età evolutiva cui ci eravamo rivolti io e il padre davanti alle sue regressioni comportamentali. La dottoressa, che cercava di conoscere nostro figlio attraverso i nostri racconti, ci aveva congedato dopo alcuni colloqui, liquidando i miei sospetti che fossimo di fronte a un disturbo dello spettro autistico con le seguenti parole:

"In particolare, la madre si dice molto preoccupata del ritardo del linguaggio di..., che le fa venire il sospetto di un disturbo dello sviluppo (autismo). In realtà, tale ipotesi non è coerente con il fatto che il bambino, pur non parlando ancora bene, sembra avere l'intenzionalità comunicativa, che si manifesta con l'uso dei gesti."

42 Potete trovare una bella testimonianza nel racconto autobiografico di S. Chiandetti, *L'autistico di Schrödinger. Il racconto di una "madre frigorifero"*, 2019.

Una posizione di questo tipo è indicativa di una visione stereotipata dei disturbi dello spettro autistico in quella che è la sua declinazione più severa, ma finisce – come è stato nel nostro caso – per sottovalutare segnali piuttosto evidenti di allarme, non consentendo pertanto un intervento tempestivo, che come abbiamo già detto può davvero fare la differenza.

CHE FARE?
Buone pratiche dopo la diagnosi

Dopo avere visto come si può giungere alla diagnosi, veniamo al dopo. Ai dubbi dei genitori, dei nonni, c'è finalmente una risposta. Ci si ritrova improvvisamente catapultati in un mondo di cui si sa poco o niente, di cui al massimo si è vista qualche ospitata in televisione, qualche film (lo stereotipo di *Rain Man*, del 1988, ancora è duro a morire), di cui magari si è letto qualcosa.

Negli ultimi anni, grazie anche alle campagne di informazione che hanno luogo in occasione della Giornata Mondiale per la Consapevolezza dell'Autismo, si inizia a parlare maggiormente di questo mondo: ma sicuramente per i genitori si tratta di un enorme cambiamento di prospettiva, che non può che ingenerare sgomento e disperazione.

Ci si ritrova a rendersi conto che le strategie educative che hanno funzionato con altri figli più grandi non funzionano. Ci si trova a dover apprendere un nuovo vocabolario di parole e pratiche che non ci sono minimamente familiari, e di cui non si sa nulla, ma che potranno fare sul lungo periodo un'enorme differenza. Come ho spesso detto ai genitori che telefonavano in preda al panico e in cerca di informazioni, si tratta di apprendere una nuova lingua che ci permetta di comunicare con i nostri figli e le nostre figlie: una volta appresa diminuirà sia il nostro livello di frustrazione che il loro. Imparando a comunicare adeguatamente, saremo in grado di migliorare la nostra relazione all'interno della famiglia. Più saremo in grado di passare questi strumenti alle altre persone attorno, più il mondo che circonda la persona con autismo diventerà inclusivo.

Scopo ultimo è vivere, non sopravvivere, e a dieci anni di distanza dalla diagnosi, posso dire che con mio figlio io sto vivendo, non sopravvivendo.

Ma come è possibile arrivare a ciò? Prendiamo in considerazione sia gli interventi scientificamente validati che le modalità con cui essi devono essere portati avanti.

INTERVENTI PSICOEDUCATIVI PER PERSONE CON AUTISMO E GRADO DI EFFICACIA

È necessario innanzitutto potere avere accesso a **terapie adeguate**. Se la presa in carico della persona neo-diagnosticata è stata effettuata da un centro pubblico o privato convenzionato, può essere molto utile confrontare la proposta di intervento fatta con quelle analizzate dalla Linea Guida dell'Istituto Superiore di Sanità per il trattamento dei disturbi dello spettro autistico per bambini e adolescenti.[43] Le evidenze scientifiche, difatti, attestano diversi livelli di efficacia per diversi interventi. Riportiamo, da un corso tenuto da Francesca degli Espinosa, una tabella chiarificatrice dei diversi livelli di efficacia degli interventi – psicoeducativi e di altra natura – che l'ISS raccomanda o suggerisce di evitare sulla base delle evidenze scientifiche in nostro possesso a oggi[44] (vedi Tabella 2).

43 Istituto Superiore di Sanità, *Linea Guida per il trattamento dei disturbi dello spettro autistico nei bambini e negli adolescenti*. Linea Guida 21, 2015.
44 Degli Espinosa F., op. cit., p. 5.

RACCOMANDATI (TRATTAMENTI AFFERMATI)	EVIDENZA EMERGENTE (PROBABILMENTE EFFICACI)	ASSENZA DI EVIDENZA (SPERIMENTALI)	NON RACCOMANDATI (DOCUMENTATA INEFFICACIA O POTENZIALMENTE DANNOSI)
Interventi mediati dai genitori	TEACCH	Musicoterapia	Auditory Integration Therapy
Uso di sistemi di comunicazione alternativa aumentativa: PECS e linguaggio segnato	Interventi a supporto della comunicazione sociale (Pivotal Response Training, social stories, training all'imitazione, video modelling)	Dieta senza glutine e caseina	Comunicazione Facilitata
Interventi Intensivi Precoci basati sull'ABA		Vitamina B-6 e Magnesio, Omega-3	Terapia con Ossigeno Iperbarico
Interventi comportamentali per la riduzione del comportamento problema, l'incremento di capacità adattive, disturbi del sonno			
Terapia cognitivo-comportamentale (CBT) per i disturbi d'ansia, gestione della rabbia, in Asperger e HFA			
Uso di melatonina per i problemi del sonno – se non efficace intervento comportamentale			

Tabella 2. Classificazione adattata degli interventi non-farmacologici revisionati della LG21 secondo l'APA Criteria for Empirically Supported Treatment (Chambless e Ollendick, 2001).

IL PARENT TRAINING: COS'È E PERCHÉ È IMPORTANTE

È fondamentale avere la possibilità di accedere a professionisti e strumenti scientificamente validati, che prevedano una presa in carico a 360° della famiglia, mettendo in atto interventi non solo mediati dagli esperti, ma formando anche i genitori tramite attività di **parent training** (letteralmente, educazione dei genitori). Facendo nuovamente riferimento alla Linea Guida, si è difatti osservato che "gli interventi di parent training, attraverso l'erogazione di interventi implementati dai genitori ai soggetti con disturbi dello spettro autistico, producono un effetto positivo sui comportamenti di comunicazione sociale dei bambini, sulla performance dei genitori e sull'interazione tra genitori e bambini. I dati a disposizione sono quindi sufficienti per ipotizzare che tali interventi possano migliorare le abilità comunicative osservate nei bambini, oltre a produrre una serie di benefici nei genitori".[45]

Per questo motivo, sia io come referente del Telefono Blu, sia i rappresentanti locali delle Angsa presenti sul nostro territorio suggeriamo sempre di diffidare di quegli specialisti che tendono a tenere fuori i genitori dal progetto educativo, suggerendo loro di pensare a "fare i genitori".

La buona riuscita di un intervento psicoeducativo adeguato, infatti, deriva proprio dalla capacità di tutti gli attori coinvolti di muoversi secondo strategie educative condivise e omogenee.

Riportiamo di seguito un paio di esempi concreti che ci aiutano a capire cosa significhi questo nella vita di una famiglia.

CAPACITÀ DI IMITAZIONE

Le persone con autismo, a differenza di quelle con sviluppo tipico, non sviluppano in maniera spontanea la capacità di imitazione delle persone che stanno attorno a loro. Questo però non significa che tale capacità non possa essere allenata in maniera adeguata. Un esempio concreto è quello della capacità di riconoscere le emozioni delle altre persone. È un dato di fatto che la maggior parte delle persone con autismo, indipendentemente dal livello, fatichino a riconoscere le emozioni dalle espressioni del viso. Questo significa che, ad esempio, guardando delle foto in cui vi sono persone che sorridono o che piangono, a livello macro, o a

45 Istituto Superiore di Sanità, 2015, op. cit., p. 26.

livello più sottile che sorridono per gioia o per ironia, una persona autistica faticherà ad associare all'espressione fotografata l'emozione corretta. Le persone autistiche sono però in grado di apprendere cognitivamente queste distinzioni.

Faccio nuovamente riferimento alla mia esperienza come madre. Se ci limitassimo ai test che "misurano" la profondità dello spettro autistico, mio figlio verrebbe descritto come un autistico di livello 3. Il test ADOS,[46] che misura la profondità dello spettro autistico secondo un punteggio che, nel caso del modulo 2 a cui è stato sottoposto nel corso degli anni, va da un minimo di 0 a un massimo di 20, totalizza un punteggio di 19. Fino a qualche tempo fa, prima del lockdown dovuto al Covid-19, mio figlio aveva raggiunto un livello adattivo molto più elevato di quello misurato dal test ADOS. Al test CARS,[47] infatti, che misura maggiormente le capacità adattive della persona autistica, totalizzava un punteggio di 35, che lo poneva nella fascia dell'autismo lieve (livello 1).

In pratica, mio figlio è più autistico di quanto di fatto non appaia nella vita quotidiana. Questo perché, nonostante la sua diagnosi sia arrivata piuttosto tardi (all'età di quattro anni, e fortemente condizionata da un ritardo del linguaggio importante, malgrado già a 17 mesi la pediatra del nido avesse segnalato ai genitori che il bambino andava monitorato – suggerimento respinto inizialmente dal pediatra di famiglia e anche dalle educatrici, che in un primo momento non avevano individuato le difficoltà che invece si sono fatte più evidenti nel corso del secondo anno di asilo nido)ha avuto la fortuna di accedere da subito a un trattamento psicoeducativo di orientamento cognitivo-comportamentale (di cui parleremo più diffusamente più avanti, e che l'attuale Linea Guida

46 Acronimo di Autism Diagnostic Observation Schedule (Scheda di osservazione diagnostica dell'autismo). È il test maggiormente accreditato e diffuso per formulare una diagnosi di disturbo dello spettro autistico. Si suddivide in quattro moduli di osservazione, ciascuno utilizzato in funzione dell'età del soggetto e delle sue capacità verbali.

47 Acronimo di Childhood Autism Rating Scale (Scala di misurazione dell'autismo nell'infanzia). È un altro test che tiene conto anche della frequenza, intensità, particolarità e durata con cui si manifestano comportamenti tipici dello spettro autistico. Si compone anche di questionari rivolti ai genitori.

emanata dall'Istituto Superiore di Sanità[48] descrive come il più efficace nel trattamento dei disturbi dello spettro autistico per bambini e adolescenti in cui si è fatto un lavoro specifico sul riconoscimento cognitivo delle emozioni.
In pratica, è stato allenato ad associare l'emozione corretta alle diverse espressioni facciali che gli venivano sottoposte tramite alcune App apposite, utilizzate dai suoi terapisti per mezzo di un tablet. In questo modo mio figlio ha raggiunto una capacità di discernimento delle diverse emozioni anche nella vita reale.
Un episodio significativo a tale proposito si è verificato negli anni di frequentazione della scuola primaria. Lui all'epoca aveva sette anni e frequentava la seconda. All'uscita da scuola ha assistito a una lite tra un suo compagno di classe, Marcello, e la madre, Caterina. Marcello aveva avuto una crisi di rabbia che gli aveva provocato un pianto inconsolabile; dopo avere osservato la scena con attenzione, si è avvicinato a Caterina dicendole: "Marcello è triste: abbraccialo". Caterina lo ha ringraziato per il suggerimento, commossa e al tempo stesso stupita di come lui avesse fornito la soluzione a una situazione di crisi che lei stessa non era in grado di gestire. Ha abbracciato Marcello, che a quel punto si è calmato.

CAPACITÀ DI CATEGORIZZAZIONE E GENERALIZZAZIONE

Anche la capacità di creare insiemi omogenei è una competenza che le persone con autismo non sviluppano spontaneamente, ma che può essere allenata. La cosa fondamentale, però, è che queste competenze non

48 La Linea Guida è attualmente in corso di aggiornamento. Le prime raccomandazioni, relative all'utilizzo dei farmaci nelle persone con autismo, sono state pubblicate nel mese di febbraio 2021. (Istituto Superiore di Sanità, *Raccomandazioni della Linea Guida per la diagnosi e il trattamento di bambini e adolescenti con disturbo dello spettro autistico*. Vedi link in bibliografia). Per quanto concerne invece i trattamenti di tipo psico-educativo, si fa tuttora riferimento al documento del 2011 aggiornato nel 2015 (Istituto Superiore di Sanità, *Linea Guida per il trattamento dei disturbi dello spettro autistico nei bambini e negli adolescenti*, Linea Guida 21, 2015).

hanno ragione di essere sviluppate se poi non vengono calate nella vita quotidiana della persona con autismo.
A tale proposito, un esempio che facevo spesso quando rispondevo alle chiamate del Telefono Blu era quello della capacità di categorizzare per colori.
Se io insegno a un bimbo autistico a dividere dei gettoni di colore verde, giallo e rosso in tre contenitori diversi per colore, ho insegnato a categorizzare. Ma se lo stesso bimbo, una volta arrivato al semaforo, non sa leggere i colori del semaforo per quello che significano (rosso fermarsi, verde passare, giallo rallentare), a cosa mi sarà servito questo lavoro?
Per questo, negli ultimi anni, si è cercato sempre di più di lavorare con strumenti di educazione cognitivo-comportamentale in maniera NET (Natural Environment Training),[49] ovvero non più limitando il lavoro educativo al lavoro a tavolino, ma calandolo nel contesto di vita della persona che riceve l'intervento.
Sarà quindi compito del terapista, dell'educatore e anche della famiglia, che lavorerà **in sinergia** con i professionisti, far sì che gli apprendimenti possano avere un'applicazione nella vita quotidiana, ovvero che vengano **generalizzati**. In caso contrario, potremmo ritrovarci ad avere insegnato alcune competenze che nella vita reale non hanno alcun beneficio effettivo, e avremo sprecato tempo inutilmente (... e probabilmente denaro, dal momento che purtroppo attualmente in Italia i trattamenti cognitivo-comportamentali non vengono, se non in rari casi, erogati da strutture pubbliche o convenzionate con il SSN).
Questa situazione ci mostra ancora una volta come il problema maggiore non sia la mancanza di leggi, che nel nostro Paese esistono e possono essere anche molto valide: pensiamo al sistema di inclusione scolastica promosso dalla Legge 104 del 1992, che viene ormai studiata da molti altri Paesi che stanno abbandonando il sistema dell'educazione speciale

49 Letteralmente, Apprendimento in ambiente naturale. Può essere complementare a un apprendimento di tipo strutturato all'interno di contesti educativi specifici, come i centri di terapia, che negli ultimi anni stanno diventando sempre più diffusi, soprattutto perché consentono di lavorare su piccoli gruppi di persone con sintomatologia simile e quindi allenare in maniera più intensiva le competenze relazionali.

per seguire il modello italiano. Il problema è che spesso rimangono lettera morta, perché non recepite a livello amministrativo o inapplicate per mancanza di buone prassi diffuse.
Una delle giungle all'interno delle quali devono districarsi i genitori freschi di diagnosi ha a che vedere con le pratiche relative al riconoscimento dell'invalidità civile e della Legge 104, che consentono di accedere a una serie di benefici economici e di sostegno ai lavoratori che si prendono cura di familiari disabili. Nel prossimo capitolo cercheremo di capire meglio quali sono i passaggi burocratici necessari ai fini del riconoscimento di queste due fondamentali forme di sostegno.

DISTRICARSI NELLA BUROCRAZIA

INVALIDITÀ CIVILE E LEGGE 104 /1992

Come già accennato la situazione burocratica è a macchia di leopardo e tuttora avere accesso a terapie accreditate all'interno di strutture pubbliche o in convenzione è spesso un miraggio. Per le famiglie che si trovano a dover affrontare privatamente i costi di un intervento psicoeducativo, potere accedere ai benefici di legge riservati alle persone con disabilità può fare un'enorme differenza.

È bene innanzitutto sapere che il riconoscimento dell'invalidità civile e quello per il riconoscimento dei benefici legati alla Legge 104 del 1992 sono **paralleli ma distinti**.

Il riconoscimento dell'invalidità civile dà infatti diritto a prestazioni economiche (indennità di frequenza o di accompagnamento), mentre il riconoscimento dei benefici della Legge 104 (handicap, che può essere di grado lieve - comma 1 - o grave - comma 3) è utile per ottenere altri tipi di prestazioni, quali i congedi retribuiti per i genitori lavoratori o per richiedere l'insegnante di sostegno per i minori che frequentano le scuole di ogni ordine e grado.

Si suggerisce di prepararsi alla visita per il riconoscimento di invalidità civile e 104 consultando l'utilissima guida di Carlo Hanau sul bollettino Angsa del 1 marzo 2015 (p. 36-38).

Vediamo insieme quali sono i passi necessari per arrivare al conseguimento di questi benefici.

CERTIFICATO TELEMATICO DI DOMANDA DI INVALIDITÀ CIVILE E ACCERTAMENTO DELLO STATO DI HANDICAP (L. 104/1992) E NON RIVEDIBILITÀ

Preparatevi innanzitutto una bella spesa in fotocopie della documentazione relativa alla diagnosi di vostro figlio. Relazione del neuropsichiatra infantile, risultati dei test psicometrici effettuati, indagini genetiche (se vi siete rivolti a un ospedale, è probabile che vi abbiano fatto fare indagini anche in questo senso). Tutto andrà consegnato al pediatra in prima istanza e poi – **in originale e in fotocopia** – alla commissione che esaminerà la vostra pratica di invalidità. L'originale resterà a voi, la copia alla commissione, che dopo aver controllato la conformità delle copie vi restituirà gli originali.

La richiesta di accertamento va inoltrata dal pediatra o dal medico di base abilitato all'inserimento della domanda.

È **fondamentale** che siano riportati i **codici corretti** dell'ICD-10 (attenzione: alcuni professionisti meno aggiornati talvolta utilizzano ancora i codici dell'ICD-9, che non sono più validi).

Nel caso dell'autismo, esiste un codice "ombrello", se così vogliamo definirlo, che comprende autismo infantile (F.84.0), sindrome di Asperger (F.84.5) e autismo atipico (F.84.1, che si distingue dall'autismo classico per esordio dopo i tre anni).

Una volta che avrete la ricevuta della domanda, avete due possibilità: inoltrare direttamente tramite le vostre credenziali SPID o INPS la domanda all'INPS stesso, oppure rivolgervi a un intermediario (CAF o Patronato) che inoltri la domanda all'INPS. A quel punto dovrete attendere la convocazione a visita. Prima della crisi pandemica del 2020, i tempi di attesa per una visita per i minori si erano molto accorciati, e non superavano i 30 giorni. Purtroppo al momento della pubblicazione di questo testo ci sono state segnalate numerose situazioni di liste d'attesa molto lunghe a causa dell'interruzione dei servizi che si è verificata nel corso del primo lockdown (primavera 2020). Ci auguriamo che la situazione torni presto alla normalità.

Il giorno della visita, vi suggeriamo di portare con voi una copia della circolare INPS emanata nel 2014, che ha fornito indicazioni molto chiare in merito alla **rivedibilità** dell'invalidità civile delle persone con autismo. Se infatti, come già accennato, il codice "autismo infantile" può indurre a immaginare che si tratti di una condizione reversibile, così non è. La circolare afferma:

"Preso atto della complessità della sindrome, dell'elevata comorbilità, della necessità che la diagnosi e la valutazione clinica siano effettuate da strutture specializzate e del fatto che il disturbo autistico è permanente, pur con espressività variabile, si ritiene che:
- il giudizio medico-legale non possa essere basato su una osservazione clinica estemporanea, ma che debba derivare da una corretta interpretazione della documentazione clinica presentata, ancor più se la stessa documenta anche i livelli di attività e partecipazione;
- in letteratura si riporta come valido predittore di esito il QI non verbale; [...] nel DSM-5 la disabilità intellettiva viene stimata [...] anche con la valutazione delle capacità adattive tramite VABS (Vineland Adaptive Behaviour Scale); la disabilità intellettiva, quindi, risulta presente anche nelle persone con autismo e QI nella norma. Si sottolinea l'importanza, al fine di evitare automatismi acritici nel giudizio medico legale, della valutazione clinica globale del minore affetto da Disturbo Autistico effettuata dai centri specializzati. [...] Si ribadisce che le previsioni di rivedibilità in minore affetto da disturbo autistico trovano ragione solo nei casi in cui le strutture di riferimento attestino un disturbo autistico di tipo lieve o borderline con ritardo mentale (misurato in termini di QI e di capacità adattive) assente o lieve" (Commissione Medica Superiore INPS, 2015, p. 6-7).

Con queste precisazioni, che purtroppo non sempre le stesse commissioni conoscono (vi invitiamo quindi a portare una copia con voi), una diagnosi di autismo dovrebbe dare diritto a una invalidità civile riconosciuta come totale (100%). Dal punto di vista legislativo, infatti, la discriminante è data dalla capacità o meno della persona di compiere gli atti della vita quotidiana in maniera autonoma. Tanto più questa dicitura sarà indicata chiaramente nella documentazione che porterete alla commissione esaminatrice, tanto più sarà facile ottenere ciò che vi spetta di diritto. Purtroppo le commissioni INPS che accertano le condizioni per la sussistenza dell'invalidità civile non sono sempre formate da specialisti competenti in materia (ricordiamo che, giustamente, vi sono altre condizioni di natura motoria o sensoriale che danno diritto all'ottenimento dell'invalidità civile). A volte questo può portare a spiacevoli esperienze, come sentirsi dire che il proprio figlio non è autistico perché alla domanda "Come ti chiami?" è in grado di rispondere correttamente. Nel caso dell'autismo di livello 1 o della sindrome di Asperger, in cui i tratti sono ancora più sfumati e meno evidenti, ma in cui magari sono presenti altre comorbilità – quali disturbi ossessivo-compulsivi, ansia, depressione, che si presentano soprattutto con l'arrivo dell'adolescenza – il rischio è che si sottovaluti l'enorme lavoro fatto a monte per l'acquisizione e il mantenimento delle competenze sociali di base, togliendo risorse che invece sono indispensabili.

INDENNITÀ DI FREQUENZA O DI ACCOMPAGNAMENTO?

In un Paese che investe pochissimo in spesa sociale e con una popolazione in costante invecchiamento, la coperta si fa sempre più corta. La tendenza delle politiche sociali è quella dei tagli, per quanto a mio parere sia miope. Si garantisce il massimo alle situazioni estreme, e si toglie anche il minimo alle situazioni che si ritiene non siano gravi.

Anche per questo motivo, soprattutto in caso di bimbi piccoli, per cui le diagnosi risultano ancora incerte in virtù delle potenzialità offerte da un intervento precoce, le commissioni hanno da qualche anno iniziato a concedere in prima istanza non più l'indennità di accompagnamento, bensì la cosiddetta indennità di frequenza.

Quest'ultima, oltre a essere economicamente meno vantaggiosa (per il 2021 l'importo è di 287,09 euro mensili, contro i 522,10 euro dell'indennità di accompagnamento), viene inoltre erogata per un massimo di 12 mesi solo se si è in grado di dimostrare che il minore che la percepisce ha frequentato, durante i mesi estivi, centri di terapia o riabilitazione; in caso contrario, essa viene erogata nei soli mesi di frequenza scolastica. In genere, per potere avere accesso all'indennità di accompagnamento, se non concessa, non è necessario fare ricorso, ma basta presentare domanda di aggravamento. Tale domanda può essere presentata **non prima di sei mesi** dal primo accertamento e deve essere corredata da documentazione aggiornata relativa al peggioramento delle condizioni della persona. Questa procedura è gratuita (è sufficiente che il medico di base inoltri una richiesta telematica di aggravamento, come nel caso della prima richiesta di accertamento). Chi invece non vuole attendere i sei mesi può fare ricorso ma, in caso di mancato ottenimento dell'indennità, è bene sapere che si dovranno sostenere le spese legali del procedimento.

CONTRASSEGNO INVALIDI E BENEFICI DI LEGGE PER L'ACQUISTO DI VEICOLI A IVA AGEVOLATA

Un altro capitolo spinoso è quello relativo alla concessione del contrassegno per il trasporto di persone disabili, cosa non sempre chiara neppure agli addetti ai lavori. Il contrassegno, difatti, può essere concesso non solo ai disabili motori o sensoriali, ma anche alle persone con disabilità intellettiva. Una nota del 2015 del Ministero dei Trasporti dichiara esplicitamente l'opportunità di concedere il contrassegno alle persone con autismo, specificando che le difficoltà che incontrano a livello sensoriale sono altamente invalidanti nonostante la capacità di deambulazione (Ministero dei Trasporti Dipartimento per i trasporti, la navigazione, gli affari generali e il personale, Direzione Generale per la Sicurezza stradale, Div. 2, 2015).[50]

50 A tale proposito, si suggerisce che nella documentazione redatta e consegnata per i verbali di invalidità civile sia indicato che la persona pratica "deambulazione afinalistica".

A partire dal 2012, per poter accedere ai benefici per l'acquisto di veicoli con IVA agevolata, è necessario che il verbale INPS riporti le seguenti diciture:

- art. 381 DPR 491/1992: Invalido con capacità di deambulazione sensibilmente ridotta;
- art. 30 comma 7 Legge 388/2000: Invalido con grave limitazione della capacità di deambulazione o affetto da pluriamputazioni.

Anche a tale proposito, le famiglie hanno spesso segnalato ignoranza da parte sia delle concessionarie di automobili che delle commissioni, senza riuscire pertanto ad accedere a benefici di legge che sarebbero invece legittimi. Si auspica che ci sia anche in questo ambito una sempre maggiore divulgazione di informazioni, che possa consentire perlomeno di accedere a quanto spettante, senza doversi ogni volta imbarcare in un percorso molto faticoso: il lasciapassare A38.

COSA SUCCEDE AL COMPIMENTO DELLA MAGGIORE ETÀ?

Teoricamente, con il decreto semplificazioni 114 del 2014, non dovrebbe succedere nulla ai minori con autismo titolari di indennità di accompagnamento. Dovranno ripresentare il modello AP70, che viene compilato ogni anno ai fini dell'erogazione delle prestazioni economiche, e l'indennità verrà mantenuta; e verrà concessa in aggiunta la pensione di invalidità. Questo per coloro che hanno usufruito della 104 con comma 3 e sono riconosciuti invalidi al 100%. Per l'anno 2021, l'importo della pensione di invalidità civile è di massimo 651,51 euro per 13 mensilità, con una soglia di reddito annuo personale pari a 8.469,63 (14.447,42 euro, cumulato con il coniuge, nel caso in cui il soggetto sia coniugato). L'adeguamento è arrivato a novembre 2020; precedentemente l'importo massimo delle pensioni di invalidità si aggirava intorno ai 350 euro mensili, e si era comprensibilmente scatenata una viva polemica da parte degli aventi diritto per un importo troppo basso rispetto ai costi di vita effettivi.

Nel caso invece in cui non sia stata riconosciuta l'invalidità al 100% (e quindi, fino ai 18 anni, si sia percepita l'indennità di frequenza) sarà necessario ripetere l'iter diagnostico. Questo potrà concludersi con il riconoscimento di un assegno mensile di invalidità che spetta per l'appunto agli invalidi civili parziali. L'assegno mensile viene erogato in presenza dei seguenti requisiti:

- riconoscimento di una percentuale di invalidità compresa tra il 74% e il 99%;
- reddito non superiore alla soglia stabilita ogni anno per legge (per il 2021: 4.931,29 euro);
- mancato svolgimento di attività lavorativa;
- età compresa tra i 18 e i 67 anni.

UNA BUROCRAZIA OSTILE?

Entrare in confidenza con il linguaggio della burocrazia relativa alle pratiche dell'invalidità civile e dell'handicap è, soprattutto per un genitore di un bimbo piccolo che si affaccia per la prima volta a questo mondo, faticoso e al tempo stesso psicologicamente frustrante.
Immaginate quindi cosa possa voler dire trovarsi davanti a commissioni per il riconoscimento dell'invalidità, che mettono in dubbio l'effettiva diagnosi portata in esame perché hanno chiesto al bambino come si chiama e lui ha risposto con il suo nome.
Uno dei casi più tragici che mi è capitato, aiutando i genitori che chiamavano il Telefono Blu per questioni legate all'invalidità civile e alla Legge 104, è stato quello di una mamma con un figlio ad alto funzionamento, ma con grossi disturbi comportamentali e deficit di attenzione. Dopo avere fatto ricorso per l'ottenimento dell'indennità di accompagnamento, non solo si è vista rigettare il ricorso, ma si è anche sentita dire dal presidente della commissione che l'avrebbe riconvocata a visita per farle togliere anche la 104, a suo avviso inutile. L'episodio in questione si configura innanzitutto come un vero e proprio abuso: la 104 non era in discussione al momento del ricorso, e la signora aveva già ottenuto in

precedenza che venisse rivalutata al compimento del diciottesimo anno di età del figlio. Solo una persona completamente ignorante (nel senso etimologico del termine) della materia può pensare di cancellare con un colpo di spugna un percorso solo perché, a una rapida occhiata in una visita medico-legale, vede i frutti di un lavoro **immane** portato avanti dalla famiglia e dal ragazzo. Si tratta naturalmente di un caso limite, ma anche questo caso purtroppo rappresenta una procedura che dipende molto dalla commissione: ancora una volta il riconoscimento di diritti dipende più dal caso che dalla legge. E spesso spiace constatare che coloro che ne fanno le spese sono le categorie più fragili, che non hanno le conoscenze necessarie per arrivare preparate dinanzi alla commissione.

LA SCUOLA: l'inclusione scolastica

Se la famiglia rappresenta il principale contesto di vita in cui la persona con autismo si svilupperà, non meno importanti sono gli altri ambienti in cui essa si verrà a trovare. In ambito evolutivo, senza ombra di dubbio, quello che ha maggiore impatto è la scuola.
Dal nido all'esame di maturità, ma anche, sempre più spesso, nei casi di persone con necessità di supporto più lieve, all'Università,[51] ci si sperimenta più che in ogni altro luogo in quella che è una delle maggiori aree di difficoltà per chi è autistico, ovvero l'interazione sociale.
I contesti educativi strutturati presenti nel nostro Paese possono veramente fare la differenza.
Vediamo più nel dettaglio cosa comporta una diagnosi di autismo all'interno del contesto scolastico.

IL SISTEMA SCOLASTICO ITALIANO E L'INCLUSIONE SCOLASTICA DELLE PERSONE CON DISABILITÀ

Spesso siamo abituati a pensare che nel nostro Paese non funzioni nulla e sia tutto da rifare.
Vale invece la pena sottolineare che, almeno dal punto di vista normativo, la legislazione italiana in materia di inclusione scolastica è conside-

51 Ianes D., Dell'Anna S., "Valutare la qualità dell'inclusione scolastica. Un framework ecologico". *L'integrazione scolastica e sociale, 1(1)*, 2020, p. 112.

rata all'avanguardia e viene studiata e imitata anche all'estero.[52] In quasi tutti gli altri Paesi non esiste di fatto un sistema inclusivo, ma vige un regime di educazione speciale, in cui le persone con disabilità sono separate dal resto dei coetanei e frequentano scuole speciali.

Vi sono ormai molte evidenze scientifiche che dimostrano che la frequentazione da parte di persone con disabilità della stessa scuola dei propri coetanei ha un impatto decisamente alto sulla capacità di apprendimento.[53] Si tratta di una scelta educativa e politica che il nostro Paese ha perseguito con l'abolizione delle classi differenziali fin dal 1977 con la Legge 517.

La normativa scolastica italiana è tuttavia appesantita da un "affastellarsi di leggi, che spiegano, decidono, profilano comportamenti a volte in modo confuso",[54] ed è pertanto molto difficile riuscire a fornire indicazioni che possano essere valide universalmente. L'applicazione della normativa non è omogenea, e viene più o meno complicata, a seconda del contesto specifico, locale quando non di istituto, da diverse prassi amministrative. Sembra quindi che il problema non sia tanto la normativa vigente, quanto l'assenza di un pensiero pedagogico di ampio respiro che sia realmente inclusivo, limite che può essere superato solo con una maggiore coscienza civile e pedagogica.[55]

Questa eccessiva burocratizzazione in alcuni casi rende di fatto estremamente difficile, se non impossibile, creare quella sinergia tra gli attori di cui abbiamo parlato in precedenza e che, se è sempre fondamentale ai fini di una didattica inclusiva, lo è ancora di più nel caso dei disturbi dello spettro autistico, in cui la personalizzazione dell'intervento educativo è requisito imprescindibile.

Ma vediamo nello specifico quale documentazione **dovrebbe** (condizionale d'obbligo, per le ragioni che vedremo in seguito) garantire un percorso educativo inclusivo a un alunno con disabilità.

52 Fogarolo F., Onger G., *Inclusione scolastica: domande e risposte. La normativa per genitori e insegnanti*, 2018, p. 10.
53 Ianes D., Dell'Anna S. op. cit.
54 Fogarolo F., Onger G., op. cit. p. 12.
55 *Ivi*, p. 13.

1. **Legge 104 art. 3 (comma 1 o comma 3):** abbiamo visto che questa certificazione viene rilasciata dalle commissioni ASL, di cui fanno parte anche un medico legale INPS e un operatore sociale esperto nei casi da esaminare. Dal 2017 (D.L. 66 del 13.04.2017), la commissione per i soggetti in età evolutiva **dovrebbe** necessariamente essere formata da un medico legale, che presiede la commissione, e da due medici specialisti, scelti fra quelli in pediatria, in neuropsichiatria infantile o nella specializzazione inerente la condizione di salute della persona. Fanno inoltre parte della commissione un operatore sociale o un assistente specialistico – sempre sulla base della disabilità di cui si chiede la certificazione – e un medico INPS. La legge a oggi è ancora in attesa dei decreti attuativi, per cui la menzioniamo, ma fondamentalmente è ancora inapplicata.
2. **Diagnosi funzionale:** è composta dai risultati dei vari test psicometrici che vengono eseguiti dall'équipe multidisciplinare per stilare il profilo di funzionamento della persona con autismo. Dovrebbe servire come spunto per stilare il profilo di funzionamento della persona con autismo, ai fini della formulazione di un progetto individuale che possa quindi avere un respiro di lungo corso. Il progetto dovrebbe coniugare obiettivi educativi personalizzati (che potranno essere, in presenza di una situazione di autismo severo e disabilità intellettiva grave, anche diversi dai meri obiettivi didattici) con la vita scolastica.
3. Non appena verrà pubblicato il Decreto sul **Profilo di Funzionamento**, le ASL dovranno redigere questo documento, che rappresenta la sintesi fra Diagnosi Funzionale e Profilo Dinamico Funzionale.[56]
4. **Certificato di Inclusione/Integrazione Scolastica:** è un documento che viene predisposto dallo specialista che ha in carico la

56 Si tratta di uno strumento alla cui redazione sono invitati a collaborare la famiglia, il Dirigente scolastico o un docente di riferimento della scuola di appartenenza dell'alunno, ma la cui redazione è in carico all'Unità di Valutazione Funzionale Multidisciplinare sulla base del Modello bio-psico-sociale della Classificazione Internazionale del Funzionamento, della Disabilità e della Salute, che si configura come uno strumento più dinamico rispetto all'ICD.

persona con autismo (in genere neuropsichiatria infantile dei servizi territoriali) e che va inoltrato alla scuola al passaggio da un grado di istruzione all'altro, per fornire indicazioni sul personale necessario all'inclusione. Non è presente in tutte le regioni.

Nella mia esperienza personale, il certificato è stato rilasciato dalla neuropsichiatria infantile della ASL di competenza a ogni passaggio di ciclo: in questo certificato è stata indicata come necessaria per mio figlio un'insegnante di sostegno a tempo pieno; una docente che si occupa a pieno titolo dell'inclusione dell'alunno con disabilità nel gruppo classe, ed è contitolare della classe con gli insegnanti curricolari.

È bene ricordare che il monte ore della cattedra dedicata all'insegnante di sostegno varia con i diversi gradi di istruzione, nello specifico 25 ore alla scuola dell'infanzia (scuola materna), 22 ore alla primaria (scuola elementare) e 18 ore per secondaria di primo e secondo grado (scuola media e scuola superiore).[57]

Anche al nido è presente un educatore di sostegno, ma, come ricorda Fogarolo: "In base alla Legge 104/92 art. 12 c. 1 ai bambini con disabilità è infatti garantita la frequenza agli asili nido, ma l'applicazione concreta di questo principio dipende molto da norme locali". Al nido, che non è considerato scuola dell'obbligo, non è previsto l'insegnante di sostegno, ma per bambini con esigenze particolari viene impiegato del personale educativo supplementare.

L'insegnante di sostegno, come accennato, non è la sola figura che si occupa del processo di inclusione scolastica. Al docente, sempre che la diagnosi funzionale lo richieda, è possibile affiancare una figura educativa professionale, solitamente fornita dall'Ente locale, che si occupa più degli aspetti educativi globali e non esclusivamente didattici.

Anche in questo caso le denominazioni variano da zona a zona e anche a seconda del grado di scuola. Per fare un esempio, a Roma la figu-

57 Il discorso del diritto all'inclusione vale naturalmente sia per le scuole pubbliche che paritarie. Va però sottolineato che, spesso, le scuole paritarie chiedono un contributo ai genitori dei figli con disabilità che copra parte dello stipendio del docente di sostegno, che non viene interamente coperto dal Ministero.

ra che fino a un paio di anni fa si chiamava Assistente Educativo Culturale (AEC), ora si chiama Operatore Educativo per l'Autonomia e la Comunicazione (OEPAC) e opera nei gradi di scuola dall'infanzia alla secondaria di primo grado. L'Ente locale (nello specifico, i municipi in cui il Comune è suddiviso) garantisce la presenza di queste figure, che si rivelano spesso fondamentali e complementari all'insegnante di sostegno, appaltandone la gestione a cooperative.[58] Nei casi in cui non vi siano autonomie personali, potrebbe anche essere fornito un Assistente di base, che possa intervenire al fine di garantire alla persona con disabilità il soddisfacimento di quelle necessità primarie che la persona non è in grado di raggiungere da sola.[59]

La figura dell'insegnante di sostegno nella nostra scuola dovrebbe essere titolare di una specializzazione, ovvero avere una preparazione specifica per attuare l'inclusione scolastica. Attualmente, però, gli insegnanti specializzati sono abbondantemente al di sotto della popolazione scolastica con disabilità, per cui le scuole sono autorizzate, una volta esauriti i posti in graduatoria dei docenti in possesso della specializzazione, a chiamare personale docente non specializzato per coprire le necessità di tutti gli alunni. Affronteremo successivamente (vedi p. 83) la problematicità che questo annoso problema del sistema comporta.

---

58 Nonostante la figura dell'OEPAC possa, in linea teorica, accedere a questo incarico con un diploma di scuola superiore, è in generale un incarico ricoperto da personale con laurea in Psicologia, Scienze dell'Educazione o affini. Si tratta di persone che hanno comunque una preparazione psicoeducativa che può rivelarsi davvero preziosa in complementarietà con il docente di sostegno. È prevista la figura dell'Assistente specialistico, che fino a qualche anno fa veniva fornito dalla Provincia e che tuttora ha un profilo di elevata qualifica formativa – parliamo, per la regione Lazio, di un 77% in possesso di laurea (Bocci F., et al., *L'inclusione educativa. Una ricerca sul ruolo dell'assistente specialistico nella scuola secondaria di II grado*, 2018, p. 12).

59 Va menzionato anche l'Assistente all'Autonomia e alla Comunicazione, figura recentemente introdotta e che, ad esempio, nella regione Lazio si affianca anche all'OEPAC nei casi di disturbi dello spettro autistico con l'utilizzo della Comunicazione Aumentativa Alternativa (CAA), dietro progetto condiviso con la Neuropsichiatria Infantile e con lo specialista in CAA.

IL PIANO EDUCATIVO INDIVIDUALIZZATO

Lo strumento concreto attraverso cui implementare un progetto di inclusione scolastica si chiama PEI (Piano Educativo Individualizzato). Alla sua stesura collaborano *in primis* la famiglia e l'alunno (per quanto riguarda la secondaria di secondo grado),[60] i docenti curricolari e di sostegno, gli esperti esterni che seguono l'alunno riuniti in un organo definito GLO (Gruppo di Lavoro Operativo, precedentemente definito GLH – Gruppo di Lavoro Handicap).

La riforma del PEI, di recente introduzione (D.I. 182 del 29.12.2020) ha cercato di rendere formale la piena partecipazione di tutti questi attori alla stesura del PEI; alla sua pubblicazione è seguita quella delle relative Linee Guida e dei modelli per i quattro gradi di scuola (infanzia, primaria, e secondarie di primo e secondo grado) il 13 gennaio 2021.

In passato, nella prassi, il PEI veniva redatto dall'istituzione scolastica (spesso dal solo insegnante di sostegno); esperti esterni e famiglia avevano poca voce in capitolo e venivano chiamati in causa solo per la firma del progetto.

Al momento ci troviamo in una fase di transizione da un modello di pianificazione in cui la partecipazione di attori esterni alla scuola è spesso di fatto delegata in toto all'istituzione scolastica, a un modello di pianificazione che prevede invece una partecipazione **a pieno titolo** delle diverse figure educative che ruotano attorno alla persona titolare della pianificazione stessa, essendo tutti membri del **Gruppo di Lavoro Operativo (GLO)** che lo redige.

Va detto che nella prassi scolastica c'è una certa reticenza a coinvolgere in maniera effettiva le famiglie e gli operatori esterni nella stesura del PEI. Non sono rari i casi in cui vengono segnalate anomalie quali le mancate convocazioni dei GLO, oppure la mancata possibilità dei genitori di ac-

---

60 Qualora vi siano i prerequisiti – e nel caso delle persone con autismo con necessità di supporto lieve o lievissimo questo può essere senz'altro il caso –, a partire dalla secondaria di secondo grado lo stesso studente con disabilità può avere voce in capitolo ed essere membro del GLO, in una prospettiva di autodeterminazione, come sancito dalla Convenzione ONU dei Diritti delle Persone con Disabilità.

cedere al PEI stesso per questioni burocratiche, in cui paradossalmente la tutela della privacy (di cui i genitori sono di fatto titolari) si trasforma in una situazione surreale da cui non si riesce a uscire. Come ancora una volta ci ricordano Fogarolo e Onger, la scuola tende a vedersi come "unico protagonista del processo che porta alla definizione della programmazione individualizzata, spesso con delega totale a un unico insegnante che fa tutto da solo".[61]

Al momento in cui va in stampa questa pubblicazione, rimane l'incertezza su quelli che saranno, per il prossimo anno scolastico 2021/2022, i passaggi necessari ai fini dell'attuazione di un piano educativo individualizzato. Il GLO dovrebbe essere convocato all'inizio dell'anno scolastico al fine di definire gli obiettivi educativi da raggiungere. Con la riforma, nel caso di un passaggio di grado da un ordine all'altro del sistema scolastico, dovrebbe essere redatto dall'istituzione scolastica **di provenienza** un **PEI provvisorio.** Questo potrà servire ai docenti che ancora non conoscono l'alunno come guida di quelli che sono stati gli obiettivi educativi appresi e di quelli in via di acquisizione, al fine di proseguire in continuità con il lavoro fatto. Gli obiettivi non riguardano solo ed esclusivamente la didattica ma, per ogni scuola di ordine e grado, vanno a rivestire importanza anche in altri ambiti quali le autonomie personali e soprattutto, visto che è l'area in cui le persone con autismo trovano maggiori difficoltà, l'interazione e le relazioni sociali. Il nuovo PEI, infatti, va in direzione di una **personalizzazione** che tenga conto degli effettivi limiti e potenzialità della persona cui è indirizzato.

Una volta stilato il PEI, con la partecipazione delle diverse figure educative coinvolte, si procede a una verifica degli obiettivi raggiunti. Questa cosa generalmente avveniva al termine dell'anno scolastico, ma in casi eccezionali – a fronte, ad esempio, di situazioni mutate nel corso dell'anno – poteva essere convocato un GLO intermedio, per verificare se gli obiettivi educativi indicati erano o meno da rimodulare.

Il nuovo PEI si propone invece come uno strumento più dinamico. Caricato sulla piattaforma SIDI del Ministero dell'Istruzione, viene reso

61 Fogarolo F., Onger G., op. cit. p. 68.

modificabile in itinere praticamente nel corso di tutta la durata dell'anno scolastico. In tale modo si vuole renderlo un'entità viva, che si modifica via via che le situazioni in corso d'opera si definiscono.
Il PEI, la sua stesura e la sua verifica sarebbero pertanto da considerarsi momenti di confronto importante tra le figure educative presenti nella vita della persona con autismo. Le dinamiche che si vengono a creare tra gli attori tuttavia non sempre sono portatrici di confronti costruttivi.
Nella mia esperienza al Telefono Blu, quando mi sono confrontata con genitori che lamentavano problemi con l'istituzione scolastica, ho sempre suggerito un approccio di mediazione. Questo è un consiglio che mi sento di dare: per quanto vi possano essere problemi, minacciare interventi delle forze dell'ordine o fare richieste formali di accesso agli atti per adire le vie legali, non aiuta nel concreto a rendere i diritti esigibili.
L'istituzione scolastica, dal canto suo, ha a mio parere un enorme punto debole: teme di essere valutata. E così, per timore di valutazioni negative, ostacola la presenza di esterni che osservino le dinamiche scolastiche. Questo è un limite importante per chi si occupa di autismo. Vi sono prassi che vanno condivise, in modo da poter dare alla persona autistica dei punti di riferimento sicuri, che vengono assicurati da un agire secondo modalità univoche.
Faccio un esempio personale rispetto a una delle maggiori difficoltà legate alla scuola, ovvero la gestione dei problemi comportamentali che possono verificarsi in casi di autismo. Mio figlio, prima della diagnosi, aveva iniziato a manifestare atteggiamenti aggressivi. Con la diagnosi (ricordo che la nostra è stata una diagnosi tardiva, arrivata a causa di un importante ritardo del linguaggio che non si sbloccava, intorno ai quattro anni) abbiamo avuto la possibilità di iniziare un percorso di **parent training** che, come abbiamo visto, può davvero fare una differenza significativa nell'educazione di una persona con autismo.
Avere dei professionisti che, attraverso l'osservazione, intervengono comprendendo quello che può bloccare sul nascere comportamenti inappropriati, migliora la qualità di vita di tutti.
Al parent training si sono rese disponibili a partecipare anche due delle insegnanti di scuola dell'infanzia che mio figlio frequentava. La scuola ha

accettato la possibilità che una operatrice formata al metodo ABA, che ci seguiva a casa, entrasse una volta a settimana a scuola per osservare e aiutare mio figlio a interagire con i pari. Tuttavia, quando lei non era presente, le manifestazioni di aggressività nei confronti degli altri bimbi erano ricorrenti. Non credo di ricordare un periodo più frustrante come quello in cui lo andavo a prendere a scuola e ogni santo giorno arrivava un bimbo o una bimba a dirmi: "Mamma di ... oggi ... mi ha picchiato!". Nonostante le indicazioni fornite al personale della scuola, l'assenza di una figura che potesse effettivamente riconoscere la causa che scatenava questa reazione faceva sì che il comportamento si ripresentasse, al punto che vi sono stati un paio di episodi in cui l'insegnante curricolare mi ha confessato di "non avercela fatta più" e avere reagito colpendolo a sua volta. La maestra in questione aveva partecipato, e con grande voglia di apprendere, agli incontri di formazione che si svolgevano al di fuori dell'orario scolastico, per capire meglio come interagire con mio figlio. Non aveva tuttavia imparato a fare un'analisi dell'antecedente (ovvero, del comportamento che innesca la reazione aggressiva) e non era pertanto in grado di intervenire tempestivamente.
All'ingresso nella scuola primaria siamo riusciti a creare una sinergia con la nuova scuola e l'Ente locale, in modo da fare inserire una delle sue educatrici comportamentali come figura all'interno del contesto scolastico. La presenza quotidiana di una persona formata, che mio figlio conosceva da tempo e che ha lavorato per tre anni con le docenti di sostegno specializzate e curricolari della scuola, ha consentito nel giro di pochi mesi di ridurre drasticamente le manifestazioni di eteroaggressività, fino a che non si sono rivelate davvero episodiche. In quinta elementare ci sono stati solo due episodi durante tutto l'anno scolastico e causati prevalentemente da una reazione a una situazione di classe estremamente rumorosa che aveva scatenato una sovrastimolazione uditiva.
Veniamo al ciclo appena concluso di secondaria di primo grado. Qui, a differenza della primaria, mio figlio è stato affiancato da insegnanti di sostegno non specializzati e da un'operatrice OEPAC. Al termine del primo quadrimestre della prima media, andato benissimo, ha iniziato a manifestare comportamenti di aggressività nei confronti delle figure di rife-

rimento (insegnante ed educatrice), cosa che inizialmente non ci è stata riportata. A distanza di un mese dai primi episodi, che si sono fatti via via più frequenti e ricorrenti, siamo stati convocati dalla scuola, insieme alla psicologa che coordinava l'intervento a casa, per fare il punto della situazione. Ci è stato detto che nostro figlio non era in grado di reggere l'intero orario scolastico, e che era opportuno che valutassimo di andare a prenderlo prima. Venivamo così a scoprire che aveva iniziato da **un mese** ad aggredire ripetutamente le insegnanti. A quel punto abbiamo richiesto con urgenza all'istituzione scolastica la possibilità di effettuare un'osservazione in classe delle dinamiche messe in atto, in modo da poter capire cosa avesse scatenato il ritorno di questo comportamento regressivo che, lo ribadisco, era praticamente scomparso negli anni della primaria. Da marzo 2019 siamo riusciti a ottenere con enorme fatica l'autorizzazione del Dirigente scolastico all'osservazione nel gennaio del 2020. Questo ci è stato possibile soprattutto grazie alla rete degli altri genitori dei compagni che, per mezzo dei rappresentanti, hanno portato il tema in Consiglio, rilevando come dal benessere e dall'inclusione di mio figlio derivasse un beneficio per l'intera classe. L'osservazione è servita a ben poco, perché si è svolta in un orario in cui non era presente l'insegnante con cui abitualmente si verificavano gli episodi di aggressività. La pandemia e la chiusura delle scuole hanno fatto il resto.
A oggi mio figlio, che è stato scolarizzato dai tempi del nido e che al termine della primaria aveva acquisito capacità di attenzione, partecipazione in classe e autonomia, mette in atto comportamenti oppositivi-provocatori al fine di essere portato fuori dall'aula, non lavora autonomamente né in classe né a casa, e non ha praticamente sedimentato quasi nulla del programma didattico del triennio di secondaria di primo grado. Ci avviciniamo alla scuola superiore con la speranza, avendo scelto una scuola che lavora molto sull'inclusione della disabilità, che vi sia la possibilità di ricostruire all'interno di un contesto vergine una nuova capacità di stare in classe e di diventare maggiormente protagonista.
Sarà importante che i nuovi docenti che lo prenderanno in carico alla secondaria di secondo grado possano lavorare su un Piano Educativo Individualizzato che sia cucito in maniera sartoriale, come la riforma

auspica, sulla base degli obiettivi definiti dal Progetto di Vita Individuale, uno strumento legislativo fondamentale a tutt'oggi sottoutilizzato. Questo strumento dovrebbe appunto fornire un orientamento di quelli che potranno essere gli obiettivi di vita per l'alunno sul lungo termine, mediando tra le sue potenzialità e attitudini e i limiti della sua condizione.

LA COPERTA CORTA: IL PROBLEMA DELLA CARENZA STRUTTURALE DI INSEGNANTI DI SOSTEGNO NEL SISTEMA SCOLASTICO ITALIANO

Dal punto di vista normativo, quindi, la scuola italiana mostra notevoli punti di forza. Ma cosa avviene concretamente nella pratica? Come purtroppo spesso succede, la situazione reale è estremamente variabile a seconda dei diversi contesti scolastici. La situazione varia fortemente, sia a un livello macro (da regione a regione) che a livello micro (da istituto a istituto).[62]

Come abbiamo spiegato in precedenza, quindi, a fronte di una legislazione all'avanguardia, le famiglie di studenti con disabilità affrontano ogni anno ostacoli che si frappongono tra il diritto a un'educazione specializzata e inclusiva e una situazione spesso ben distante dal garantire tale diritto.

Il primo ostacolo è relativo alla presenza di un numero **insufficiente** di insegnanti di sostegno **specializzati**, che si correla con un altro annoso problema, quello legato alla **continuità didattica**.

62 Aggiungo un'annotazione personale, legata alla forte personalizzazione della gestione degli istituti scolastici occorsa con l'avvento dell'autonomia scolastica, introdotta dal DPR n. 75 dell'8.3.1999: ci è capitato di vedere istituti scolastici di ogni ordine e grado in cui a un cambio di Dirigente scolastico si è affiancato un completo cambio di rotta nella gestione delle risorse destinate all'inclusione e nelle politiche e pratiche dell'inclusione scolastica (nel bene e nel male). Ma poter sperare in un Dirigente scolastico "illuminato" non è chiaramente quello che uno Stato di diritto dovrebbe garantire ai suoi futuri cittadini.

Attualmente, a fronte di un numero di studenti disabili presenti nei diversi gradi di istruzione pari a 300.000, le cattedre riservate ai docenti di sostegno sono 70.000 circa, di cui solamente 20.000 sono occupate da personale in possesso del titolo di specializzazione.
Per ovviare a questa situazione ci sono varie possibilità. In generale, chi ha meno strumenti (culturali ed economici) si accontenta del fatto che la scuola dica "il Ministero non ci ha dato le ore necessarie". Le famiglie vengono esortate a venire incontro alla scuola, decurtando l'orario di frequenza scolastica sulla base delle risorse disponibili.
Questo può avere un senso nel momento in cui vi è un progetto psicoeducativo collaterale, per partecipare al quale alunni o studenti devono assentarsi un paio di giorni a settimana per qualche ora. Non può, come purtroppo testimoniano sempre Fogarolo e Onger,[63] diventare la risposta abituale della scuola alla carenza strutturale di personale di sostegno.
In questi anni si è assistito a un fenomeno duplice: da un lato, una riduzione di risorse umane dedicate al sostegno, dall'altro un moltiplicarsi di azioni legali da parte delle famiglie per vedere riconosciuto il proprio diritto all'inclusione scolastica tramite **ricorso**.
Anche noi, giunti in terza primaria e non avendo ottenuto il riconoscimento delle ore a nostro avviso necessarie per consentire a nostro figlio di frequentare la scuola, ci siamo rivolti a uno studio legale per affrontare il ricorso. Abbiamo avuto la fortuna di trovare una giudice del Tribunale Civile che ha deliberato in nostro favore, e quindi dal 2015 abbiamo ottenuto accoglimento alla richiesta che venisse garantito a nostro figlio il monte ore deliberato dal GLO (ovvero una cattedra completa di sostegno).
Per quanto mi riguarda, essere stata costretta a ricorrere al tribunale per vedere riconosciuto un diritto è stata una grande sconfitta.
A quanto pare, però, il Miur preferisce affrontare – e nella stragrande maggioranza dei casi perdere – i ricorsi invece che garantire quanto necessario di diritto a tutti.
Finora difatti la prassi consolidata pare comunque quella di garantire a chi ha maggiore bisogno il più possibile e togliere a chi ha una minore

63 Fogarolo F., Onger G., op. cit., p. 29-43.

necessità anche quello che gli spetterebbe.[64] Sarebbe invece auspicabile, e il DI 182 va in questa direzione, dare il giusto a tutti in forma personalizzata in base alle effettive necessità.

Ma torniamo all'istituzione scolastica. Oltre a un discorso di mera copertura numerica delle cattedre, il numero esiguo di docenti in possesso di specializzazione sul totale del personale assegnato (meno del 30% del totale) fa chiaramente capire che il diritto a una piena inclusione è raramente garantito.

Può capitare di trovarsi davanti a un docente non specializzato ma volenteroso e collaborativo che si forma sul campo, ma vi sono anche quelli che di fatto accettano la cattedra di sostegno come ripiego al non avere avuto una cattedra sul posto della loro area disciplinare e manifestano una ignoranza completa, quando non una reticenza, a prendere in carico situazioni di disabilità (che, ci rendiamo conto, quando intellettiva e comportamentale può effettivamente mettere a dura prova una persona priva degli strumenti necessari).

A questo si aggiunge che, essendo prevista per legge la possibilità di accedere alla cattedra su posto comune dopo avere prestato servizio come docenti di sostegno per tre anni, vi sono anche docenti specializzati che scelgono di passare su posto comune terminato il triennio.

Il dibattito su chi debba effettivamente accedere alla carriera del sostegno è vivo e animato. Nel caso dell'autismo, non sempre – come abbiamo visto – l'esperienza con persone autistiche ci "forma". Ma già una formazione specifica potrebbe essere una buona base di partenza.

Lo sintetizza bene, riferendosi anche all'alterazione sensoriale di cui abbiamo parlato precedentemente, Simone Stabilini, docente di sostegno e persona autistica:

---

64 Personalmente, trovo che questa sia una scelta dell'istituzione scolastica e della politica sociale in generale piuttosto miope. Come ho già ribadito, in questo modo non si interviene su coloro che con un supporto anche non intensivo potrebbero raggiungere livelli di autonomia maggiori, andando in futuro a pesare meno sulla spesa sociale. Così facendo, invece, si finisce con il rendere bisognoso di supporto permanente anche chi, se opportunamente adiuvato, potrebbe ambire a progetti di vita indipendente.

"Quando si lavora con uno studente autistico, il sentito dire non basta […] bisogna essere tecnicamente preparati: la formazione (quella seria) non è mai sufficiente. Bisogna cambiare prospettiva e pensare che (probabilmente) quasi tutto ciò che si è imparato fino a quel momento a proposito del funzionamento del mondo, con quello studente non ha più tutto quel significato che gli si dava prima. Bisogna considerare che la percezione delle cose può essere anche molto, molto diversa da quella a cui si è abituati. Bisogna essere sempre tecnici, sempre, e pensare con larghissimo anticipo a tutto. Bisogna avere più pazienza, e dare più tempo per elaborare […] Bisogna modulare la propria voce […] E poi, non basta buttarsi in lavori di gruppo: i lavori di gruppo NON sono la soluzione a tutto. Gli autistici non imparano così. Ai docenti dico: dovete cambiare modo di pensare. Non siete il centro del mondo solo perché il 98% della popolazione percepisce le cose come le percepite voi. Non esiste il centro del mondo: il mondo non è un punto materiale (raffinata citazione da fisica classica). Quando si lavora con uno studente autistico, bisogna dimenticarsi di ciò che si ha imparato fino a quel momento da non autistici, e accettare di imparare di nuovo da autistici".[65]

Questa situazione ha ripercussioni anche su un altro tema molto delicato, ovvero quello della **continuità didattica**. Molte delle cattedre di sostegno infatti non sono assegnate a docenti titolari, ma a supplenti nominati annualmente. Questo comporta inevitabilmente un costante *turnover* di figure che vengono nominate, quando si è fortunati, all'inizio dell'anno scolastico e che a giugno concludono il loro percorso. Ricordo che in seconda primaria mio figlio ebbe la sua insegnante di sostegno, specializzata con nomina annuale, a partire dal 2 novembre.

Il tema è oggetto di un dibattito annoso che coinvolge, oltre al Ministero, le associazioni che si occupano di tutela della disabilità e i sindacati di categoria del personale docente; ma si tratta di esigenze molteplici cui, con le continue restrizioni di fondi destinati all'istruzione, è difficile tro-

65 Stabilini S., *Quando si lavora con uno studente autistico*, 2021 (vedi link in bibliografia).

vare una soluzione positiva che tenga conto sia dei bisogni degli alunni che di quelli del personale. Finora il sistema pare avere tutelato maggiormente i secondi rispetto ai primi. La macchina burocratica ministeriale e gli uffici scolastici regionali non aiutano decisamente in questo senso. Spesso e volentieri ci si ritrova a settembre con le nomine ancora da effettuare, senza che sia pertanto garantito il diritto all'inclusione fin dal primo giorno di scuola.

La continuità didattica stessa, a mio parere, non va considerata un fine a sé stante, quanto piuttosto un valore che va tutelato nel momento in cui si è venuto a costituire un gruppo affiatato di professionisti, familiari e insegnanti che lavorano coralmente e coerentemente al fine di conseguire le finalità educative indicate nel Piano Educativo Individualizzato dell'alunno o studente.

Nella mia esperienza, mio figlio ha cambiato – nei cinque anni in cui ha frequentato la scuola primaria – otto docenti di sostegno, sei dei quali in possesso di specializzazione. L'unico anno scolastico in cui abbiamo avuto l'insegnante dal primo giorno di scuola è stato proprio il primo, mentre in seconda l'insegnante è arrivata ai primi di novembre. In terza, con la riforma della Buona Scuola, il Ministero si era impegnato nell'assunzione dei docenti stabili neo-immessi, ma senza riuscire contemporaneamente a lavorare le nomine annuali. Una situazione paradossale, per cui dopo avere ottenuto una assegnazione provvisoria di una docente non specializzata, ma formata con metodo Montessori (indirizzo pedagogico della scuola che mio figlio frequentava), al 22 dicembre sono state finalmente sbloccate le graduatorie dei docenti specializzati aventi diritto. L'insegnante in questione non ha poi concluso l'anno scolastico per licenza matrimoniale. In quarta siamo finalmente riusciti ad avere l'ambita nomina di un'insegnante specializzata di ruolo, che si sperava sarebbe rimasta fino alla conclusione del ciclo scolastico, ma anche in questo caso l'esperienza si è interrotta nel mese di aprile. Abbiamo quindi concluso l'anno con supplenti che andavano e venivano. Solo in quinta siamo riusciti di nuovo ad avere un'insegnante specializzata che ha seguito nostro figlio dal primo all'ultimo giorno, lavorando in maniera molto attenta sulle sue autonomie e raggiungendo obiettivi educativi

non esclusivamente didattici, come la desensibilizzazione alla selettività alimentare, in lui molto marcata.
Nonostante a prima vista questo costante cambio di figure possa apparire critico e destabilizzante, posso dire che nel complesso le insegnanti che lo hanno affiancato per periodi lunghi hanno, ciascuna a suo modo, contribuito al processo educativo di mio figlio. Ha aiutato in questo senso la continuità delle docenti curricolari e dei compagni; la composizione della classe si è mantenuta costante per tutti e cinque gli anni.
La situazione si è invece rivelata differente nel ciclo della secondaria di primo grado. La scuola ha difatti cercato di garantire la continuità didattica sia degli insegnanti di sostegno (due, essendo stata la sua cattedra di 18 ore divisa tra due insegnanti che lo seguivano ciascuno per nove ore) che dell'OEPAC, che lo ha affiancato per il triennio. I docenti in questione, che erano in forza alla scuola sul sostegno da molti anni, seppur privi di specializzazione, si sono dimostrati molto presenti nella vita scolastica di mio figlio. Nonostante questo, come abbiamo visto, non sono mancati episodi di regressioni comportamentali che, a posteriori, avrebbero forse potuto essere affrontate con maggiore tempestività, limitando i danni che ne sono derivati. Il lockdown del secondo quadrimestre del 2020, le inevitabili misure di distanziamento che hanno obbligato la scuola a modificare le routine quotidiane e la frustrazione che tali cambiamenti hanno innescato, hanno contribuito a fare precipitare ulteriormente la situazione.

AUTISMO ED ETÀ ADULTA: una condizione di vita permanente

Abbiamo detto più volte che l'autismo è una condizione di vita **permanente**, e nonostante venga definito **infantile** per via del suo esordio in età evolutiva, si tratta di una realtà che di fatto accompagnerà la persona nell'arco di vita, dall'età evolutiva all'età adulta.
Questo pare essere un concetto che ancora non è stato pienamente recepito né dalle istituzioni né dalle politiche sociali che vengono messe in campo.
Posso dire che le telefonate ricevute dal Telefono Blu nel triennio in cui sono stata incaricata del servizio si dividevano abbastanza equamente tra due categorie di utenti: i genitori che erano in attesa di diagnosi o neo-diagnosticati, che cercavano appunto di avere qualche suggerimento per come muoversi all'interno di questo mondo a loro ignoto, e i genitori dei giovani adulti, preoccupati per il passaggio all'età adulta. Le preoccupazioni dei genitori delle persone autistiche adulte ricoprono prevalentemente quattro aree:

1. esordio nella adolescenza o tarda adolescenza di comportamenti aggressivi e necessità di intervento farmacologico;
2. ricerca di psichiatri dell'età adulta esperti di autismo;
3. ricerca di strutture diurne in grado di prendersi carico di adulti con autismo, evitando il loro completo isolamento a casa;
4. ricerca di strutture residenziali specifiche per il "dopo di noi": genitori anziani che non sono più in grado di prendersi cura dei figli autistici adulti.

A queste richieste da parte delle famiglie vanno associati ulteriori temi di cui ancora, a mio avviso, si parla troppo raramente nel caso delle disabilità intellettive, quali la maturazione sessuale e il diritto a una vita affettiva.

Questo è un tema a mio parere di difficile trattazione, perché viviamo in un Paese che tende ancora ad avere una visione del disabile come un eterno bambino. Mi è capitato di sentirmi dire da una mamma che ha telefonato che aveva "un bambino autistico di 30 anni". Non c'è stato verso di modificare la sua visione durante la telefonata usando la parola "ragazzo": per lei continuava a essere un bambino.
Il tema della sessualità resta un tema difficile anche di fronte ai dubbi etici che una disabilità intellettiva molto profonda pone al genitore stesso, spesso comprensibilmente preoccupato della incapacità di intendere e di volere del proprio figlio con autismo severo e dalla paura che possano esserci abusi da parte di figure estranee al contesto familiare.
Questo è un tema importante, di cui non si parla moltissimo, a parte qualche fatto di cronaca.
Di fatto, persiste ancora oggi nella presa in carico da parte dei servizi una sorta di rigida differenziazione tra quelli rivolti ai minori e quelli per gli adulti. Il raccordo pare a volte impossibile da raggiungere, gli uffici non si parlano tra di loro e le famiglie vengono spesso lasciate a loro stesse.
La sensazione di abbandono culmina con la conclusione del percorso di inclusione scolastica, che può in alcuni casi essere ritardato a forza di bocciature e permanenze, ma che inevitabilmente arriva. A quel punto, tutto il percorso abilitativo fatto subisce una battuta d'arresto.
La persona viene fondamentalmente relegata all'ambito domestico, gli apprendimenti faticosamente acquisiti per poter vivere in società non trovano ambito di reale applicazione, e si assiste a un ripiegamento che per certi versi è un vero e proprio fallimento del processo di inclusione sociale. Questo è paradossalmente tanto più vero quanto meno severa è la sintomatologia. Non è un caso che tra le telefonate ricevute negli anni, vi siano state quelle ricorrenti di un ragazzo autistico della provincia di Prato che cercava tramite il nostro numero verde di trovare amici con cui uscire e con cui socializzare…
Ma come uscire da questo vicolo cieco? Quali altri scenari possibili si prefigurano alle famiglie? Uno strumento senza dubbio utile per poter prevenire questo stato di abbandono è la richiesta di applicare lo strumento del Progetto di Vita, che sul piano legislativo garantisce una presa

in carico della persona all'interno del suo contesto di vita abituale, sancito dalla Legge 328 del 2000. Limite enorme di questa legge, che pure auspica il lavoro in sinergia di Enti locali e AUSL, è che viene attualmente attivato **su richiesta dell'interessato**: il che significa che per tutti coloro che non sanno dell'esistenza di questo strumento di legge, rimane di fatto inapplicato.

PSICHIATRIA DELL'ETÀ ADULTA: AUTISMO, QUESTO SCONOSCIUTO

Nella mia esperienza al Telefono Blu, poche telefonate hanno provocato in me uno stato di frustrazione profonda, e queste riguardavano sempre autistici maggiorenni.
Per citare qualche caso, genitori il cui figlio aveva subito un Trattamento Sanitario Obbligatorio, impossibilitati a vederlo, a capire come stava, per poi ritrovarlo imbottito di psicofarmaci. Questi farmaci perdipiù sono in generale usati per il trattamento di altri disturbi psichiatrici e spesso non sono testati su persone autistiche. Un'altra situazione frustrante era parlare con familiari divenuti anziani e ritrovatisi improvvisamente senza le energie necessarie per poter continuare a essere caregiver come erano stati per tutta la vita. Tutto questo fa un pochino vacillare anche la tenacia che ciascuno di noi, con figli più piccoli, mette nel tentativo di intervenire in maniera precoce e abilitante.
Le Linee Guida, attualmente in fase di revisione e di prossima pubblicazione, hanno finalmente colmato un vuoto anche in questa direzione. Non riguarderanno infatti più solamente i trattamenti dei disturbi dello spettro autistico in bambini e adolescenti, ma anche quelli in età adulta. Resta tuttavia ancora difficile trovare psichiatri specializzati che abbiano una conoscenza approfondita dei disturbi dello spettro autistico in età adulta, e spesso ci si confronta con una tendenza a prescrivere farmaci antipsicotici il cui utilizzo, come accennato poco sopra, è raramente testato su persone con autismo che non hanno uno sviluppo tipico.

Sarebbe fondamentale e auspicabile una presa in carico da parte di **specialisti esperti** nei disturbi dello spettro autistico. Anche in questo caso purtroppo va sottolineato che, se nel caso della neuropsichiatria infantile c'è una carenza di personale formato, ma la situazione è in costante evoluzione, per i servizi rivolti agli adulti la situazione è ben più critica: i professionisti che si occupano di autismo in età adulta sono difatti pochi. Auspichiamo che, con la pubblicazione delle nuove Linee Guida, che prenderanno appunto in considerazione anche l'età adulta e non soltanto le fasi evolutive, ci sia un investimento da parte del Ministero della Salute nella formazione e aggiornamento dei professionisti della psichiatria, in direzione di una maggiore conoscenza dei disturbi dello spettro autistico e del tipo di intervento farmacologico che sarebbe opportuno attuare nei loro confronti.
Ribadiamo ancora una volta che i trattamenti farmacologici dovrebbero essere presi in considerazione **se e solo se** non vi sono progressi con i soli trattamenti psicoeducativi.
Nel prossimo paragrafo cercheremo di ragionare sulla Legge 328 del 2000, che ha sancito alcuni principi guida nell'implementazione di servizi che, laddove sia possibile, affianchino alle esperienze delle residenze sanitarie per persone con disabilità (RSA spesso anch'esse, vale la pena ricordarlo, poco formate alla gestione di persone autistiche) percorsi di inclusione sociale e professionale.
Cerchiamo di illustrare un po' nel dettaglio quali sono i cardini principali di questo strumento e del perché a oggi risulta sempre più urgente una sua maggiore utilizzazione.

LA LEGGE 328/2000: LEGGE QUADRO PER LA REALIZZAZIONE DEL SISTEMA INTEGRATO DI INTERVENTI E SERVIZI SOCIALI

Come accennavo, la Legge 328/2000 è nata per garantire "la qualità della vita, la prevenzione, la riduzione e l'eliminazione delle disabilità, il disagio personale e familiare e il diritto alle prestazioni".[66] Punto cardine della Legge 328 è "superare ulteriormente il concetto assistenzialistico dell'intervento sociale, nel senso che considera il cittadino non come passivo fruitore, ma come soggetto attivo e in quanto tale portatore di diritti, a cui devono essere destinati interventi mirati alla rimozione di situazioni di disagio psico-sociale e di marginalità" (p. 2).

Il progetto individuale viene previsto al Capo III della legge e mira, come abbiamo già accennato, a creare una rete di servizi attorno alla persona con disabilità. Il progetto individuale si articola in:

- valutazione diagnostico-funzionale;
- prestazioni di cura e riabilitazione in carico al SSN;
- servizi alla persona cui provvede l'Ente locale in forma diretta o indiretta;
- sostegno economico necessario al superamento di condizioni di povertà, emarginazione ed esclusione sociale.

Fondamentale, come punto di svolta, è l'idea che il progetto individuale vada in direzione di una piena partecipazione della persona con disabilità alla vita **attiva**. Questo è un superamento legislativo della mentalità assistenzialistica e deve essere un punto di fondamentale importanza su cui insistere quando le famiglie si rivolgono ai servizi per richiedere il loro intervento.

Ma cosa si intende per vita attiva? A mio avviso sono ancora troppo poche e rare le esperienze, che attestano nel nostro Paese, un coinvolgimento pieno delle persone con disabilità intellettiva, e non è un caso che si tratti di progettualità che partono in generale dall'iniziativa dei genitori stessi.

Dedicherò il prossimo paragrafo a un'esperienza nata in seno ad Angsa e ormai consolidata, e che può davvero rappresentare un esempio di buona prassi in cui si coniugano impresa sociale e processo abilitativo permanente.

66 Angsa Lazio, *Scheda sintetica. Legge 8 novembre 2000*, 2015, p. 1 (vedi link in bibliografia).

LA SEMENTE: CENTRO DIURNO, FATTORIA SOCIALE, CENTRO DI ECONOMIA SOLIDALE

La Semente si trova nel cuore dell'Umbria, a Spello, e nasce nel 2011 da una collaborazione tra l'Angsa locale e l'Assessorato alla Sanità della Regione Umbria. Di fatto, è uno dei primi progetti pionieristici che attuano la Legge 328/2000, nata con l'intento di favorire la creazione e la crescita di una rete integrata di servizi socio-sanitari che per l'appunto portino l'inclusione nel territorio e non creino contesti abilitativi segreganti. A oggi, La Semente è un progetto di imprenditoria sociale di successo. Integra, al suo interno, diverse anime che contribuiscono a rendere vivo e attivo un progetto che coniuga il mantenimento delle abilità sociali acquisite, quello dei principi dell'impresa sociale e quello della sostenibilità economica e ambientale. I giovani adulti che sono presi in carico dal centro diurno sono 12.

La prima realtà, quella che è più direttamente collegata all'autismo, è quella del centro diurno per autistici in età adulta. Abbiamo già sottolineato come una delle maggiori difficoltà che incontrano le famiglie sia proprio il totale stato di segregazione cui i giovani adulti sono costretti una volta ultimato il percorso scolastico. Questa situazione di isolamento spesso contribuisce alla perdita delle abilità sociali e di autonomia acquisite faticosamente.[67]

Per questo motivo uno dei primi obiettivi della creazione de La Semente è stato quello di dare vita a uno spazio non segregante in cui quelle persone che uscivano dai percorsi abilitativi riservati ai minori potessero continuare a sperimentare occasioni di consolidamento delle abilità ac-

67 Varrebbe la pena di capire per quale motivo uno Stato consenta che tutti gli sforzi fatti per rendere una persona indipendente e autonoma – ciascuna secondo le proprie capacità e possibilità – vengano buttati alle ortiche perché non sono previsti spazi reali di inclusione sociale in età adulta. Io imputo questa scelta a una visione miope della disabilità come settore economico, con tutto l'annesso e connesso di strutture residenziali e segregazione che ne deriva. Lentamente, fortunatamente, iniziano a esserci esperienze di diversa natura.

quisite. Nel tempo le persone vengono formate a un inserimento lavorativo all'interno della fattoria sociale. Ecco le parole di Paola, presidente di Angsa Umbria: "Quando abbiamo deciso di realizzare il centro il primo pensiero era per i nostri figli, per quello che sarebbe stato il periodo subito dopo la fine dei loro studi. Abbiamo deciso di unire le forze e di realizzare qualcosa di importante. Un centro dove operatori qualificati seguono 12 ospiti". Tra questi ultimi, due provengono da fuori Umbria, ossia dalla Sicilia e dal Lazio. C'è chi predilige le attività manuali, come il laboratorio di arte o di orto; chi è bravissimo nel back office e chi preferisce dedicarsi alla cucina.
A La Semente vengono organizzati e svolti laboratori terapeutici quotidiani (in particolare di orto, back office, sala, cucina, teatro). I ragazzi sono costantemente seguiti e assistiti grazie al lavoro di operatori qualificati e specializzati e all'impegno di tante figure coinvolte nel progetto. Recentemente è stato attivato un percorso di giornate a cavallo, grazie alle quali gli utenti possono restare a contatto con la natura, fare attività fisica e implementare le proprie attitudini alla socialità.
Le attività realizzate all'interno del centro diurno La Semente sono inoltre orientate a sviluppare un percorso di vita indipendente per i ragazzi nello spettro. Angsa Umbria è infatti fortemente convinta del percorso avviato dalla legge sul "dopo di noi", grazie al quale è possibile assicurare agli utenti inclusione e dignità, oltre ad alleviare l'impegno dei loro genitori. Tra loro c'è Mario, 35enne affetto da sindrome di Asperger, ex utente del centro diurno poi dimesso, ora socio lavoratore in fattoria. Seguito da un tutor, ogni mattina dà una mano con la distribuzione delle verdure, coltivate sui quattro ettari di terreno della cooperativa e distribuite attraverso il gruppo di acquisto solidale; aiuta nella gestione dell'allevamento di 250 galline ovaiole e nella manutenzione del verde. È così che giorno dopo giorno, passo dopo passo, il sogno de La Semente si realizza: garantendo un futuro a chi ne ha naturalmente diritto. Tanto che a breve un altro utente del centro diurno, Marco, entrerà a far parte della famiglia della cooperativa.
Credo sia importante sottolineare proprio l'innovatività di questa esperienza, in cui si è cercato di superare la dimensione esclusivamente as-

sistenziale dell'approccio alla disabilità, volendo per questi giovani un futuro condiviso. L'esperienza di Paola fa capire bene quanto un progetto del genere possa fare la differenza nella vita del proprio figlio e in quella del contesto sociale in cui è inserito e quanto possa essere importante l'associazionismo. In Appendice (vedi p. 110) trovate una sua testimonianza.

AFFETTIVITÀ E SESSUALITÀ: UN PERCORSO VERSO L'AUTODETERMINAZIONE

Un cambio di prospettiva per quanto concerne la disabilità intellettiva in età adulta, in termini di partecipazione, presuppone un cambio di prospettiva da parte delle agenzie che si occupano dell'adulto che non è stato in grado di raggiungere la piena autonomia.
Un argomento che sta diventando di grande attualità e che sta creando ampio dibattito sia tra genitori che tra specialisti è quello della vita affettiva in senso ampio. Come affrontare difatti un percorso di accompagnamento alla vita adulta che contempli la possibilità che la persona con autismo possa confrontarsi con sfere di vita quali l'affettività e la sessualità, che sono ancora permeate di una serie di luoghi comuni e stereotipi da cui il senso comune la vorrebbe esclusa? Alison MacKenzie, ricercatrice sociale che ha pubblicato un articolo dedicato al tema, ha sottolineato quanto di fatto vi sia una grave carenza di educazione sessuale e affettiva rivolta alle persone autistiche, e quanto lo stigma sociale e parecchi stereotipi e pregiudizi – in generale sulla disabilità, e ancora di più quando ci si confronta con la disabilità intellettiva – le abbia escluse da percorsi di educazione loro dedicati, che invece sarebbero auspicabili. La MacKenzie afferma a questo proposito: "Una persona autistica, ad esempio, potrebbe masturbarsi in pubblico perché incapace di distinguere tra spazio pubblico e spazio privato, e perché non ha ricevuto un'educazione sessuale appropriata. [...] Sarebbe pertanto più rispettoso e corretto comprendere i comportamenti problema sessuali come comportamenti problema

derivanti da una mancanza di conoscenza dei comportamenti sessuali e della sessualità, di mancanza di esperienze sessuali (masturbazione a parte), di curiosità e di alterazione sensoriali, piuttosto che come un comportamento derivante da una sessualità deviante".[68]

Nonostante abbia affrontato questa tematica nel capitolo che concerne l'età adulta, mi preme evidenziare quanto coloro che si sono occupati del tema abbiano spesso sottolineato l'importanza di costruire tale percorso **sin dall'infanzia**. Un'educazione affettiva e un'educazione consapevole sia della propria che dell'altrui fisicità, sia dei propri e altrui desideri e gusti, risultano infatti aspetti imprescindibili al fine di poter garantire piena consapevolezza dell'interezza della propria persona. Allo stesso tempo diventano strumento fondamentale di tutela nei confronti delle potenziali situazioni di **abuso**. Duole infatti ricordare come le persone con disabilità intellettiva siano sovente più esposte di altre agli abusi.[69] Il caso della giovane ospite della residenza Oasi di Troina in Sicilia durante il lockdown, il cui abuso è venuto alla luce solo perché la giovane era poi risultata in avanzato stato di gravidanza, ne è un esempio lampante.[70]

Paradossalmente, questa formazione è tanto più importante quanto più elevata è la compromissione a livello di comunicazione. Infatti, come ricorda sempre MacKenzie: "Le difficoltà comunicative rendono più complesso per una persona autistica riferire dell'abuso subito al caregiver; e i caregiver, di rimando, potrebbero non essere in grado di interpretare i cambiamenti di comportamento del proprio figlio/a come indicatore di un abuso sessuale [...] Questi cambiamenti potrebbero essere interpretati in funzione dell'autismo stesso, piuttosto che come segnali di abuso".[71]

Recentemente, a questo proposito, si stanno moltiplicando le iniziative di

68 MacKenzie A., "Prejudicial stereotypes and testimonial injustice: Autism, sexuality and sex education", *International Journal of Educational Research, 89*, 2018, p. 113 (traduzione nostra).
69 Pernoiautistici, *Le donne disabili vittime di violenza sessuale*, 2017, vedi link in bibliografia.
70 AGI, *La storia della disabile violentata (e rimasta incinta) in una casa di cura in Sicilia*, 2020 (vedi link in bibliografia).
71 MacKenzie A., op. cit., 2018, p. 112.

divulgazione scientifica e di formazione – anche in seno ad alcune sedi Angsa – per cercare di fare luce e chiarezza sui possibili, e auspicabili percorsi in questo senso. Angsa Lazio ha dedicato un seminario formativo/informativo al tema dell'affettività e della sessualità per le persone nello spettro autistico.[72]
Oltre a sottolineare, come fatto da MacKenzie, quanto la tematica sia tuttora viziata da una serie di pregiudizi e stereotipi legati alla disabilità, viene rilevato come superare questi stereotipi sia un lavoro importante e necessario che deve assolutamente coinvolgere i genitori stessi. Si tratta di un **processo** che dovrebbe iniziare già nell'infanzia nei suoi aspetti propedeutici, e che dovrebbe avere come primo obiettivo quello della capacità di **autodeterminazione**, intesa come un percorso teso a sviluppare la capacità di prendere delle decisioni valutando le conseguenze delle varie alternative prese in considerazione.
Prerequisiti a tale scopo diventano:

- percorsi di alfabetizzazione emotiva (come il riconoscimento cognitivo delle emozioni di cui abbiamo già parlato – vedi p. 60);
- capacità di distinguere tra pubblico e privato;
- comprensione delle diverse tipologie di relazioni interpersonali;
- imparare a dormire nel proprio letto.

A questi si aggiunge l'educazione alla **conoscenza del corpo**; quanto approfondita, dipenderà naturalmente da età, funzionamento, interessi, utilità e richiesta.
Insegnare fin da subito che le parti intime sono parti del corpo cui gli altri non hanno libero accesso è un primo fondamentale passo di tutela personale.
Un altro aspetto fondamentale, che diventa molto centrale con l'arrivo dell'adolescenza, è il senso del **pudore** e il rispetto della **privacy**. Può difatti capitare che, con l'arrivo della pubertà, ci sia un aumento di interesse, anche se non sempre la persona ha una chiara percezione dei

72 Murtas I., *Parent training: affettività e sessualità*, 2020 (vedi link in bibliografia).

confini interpersonali. È importante che i ragazzi comprendano che l'invasione della privacy altrui può provocare, oltre all'imbarazzo, anche disgusto, paura, rabbia, con comportamenti conseguenti di possibile fuga o attacco.

Con l'arrivo della pubertà è inoltre importante fornire nuove indicazioni legate sia ai cambiamenti corporei che si andranno a verificare, sia alle regole mutate di igiene che si dovranno adottare.

Un percorso di affettività e sessualità per una persona con autismo è fortemente condizionato dalle difficoltà intrinseche nella condizione relative alla comunicazione (verbale e non) e all'instaurazione e mantenimento delle relazioni interpersonali.

In questo senso sarebbe utile aiutare i ragazzi e le ragazze a individuare e comprendere i segnali del corteggiamento, analogamente a quelli della mancanza di interesse da parte della controparte: sono le basi di un rapporto **consensuale**, la cui comprensione è fondamentale per poter accedere a una piena vita affettiva. L'intervento nell'ambito delle abilità socio-affettive risulta dunque essenziale, così come il parlare del modo in cui la coppia nasce e delle sue dinamiche, inclusi inizio e fine di una relazione.

Più specificatamente, nel caso della sessualità, l'intervento potrà riguardare:

1. autoerotismo (tenendo conto anche di gusti e ipo o ipersensibilità individuali, che andranno ad avere un impatto sulla soddisfazione del proprio piacere personale);
2. relazione sentimentale;
3. relazione sessuale (inclusa opportuna formazione su gravidanza e malattie sessualmente trasmissibili).

Un discorso a parte merita il soddisfacimento di bisogni da parte di quelle persone che non hanno le competenze necessarie per poter accedere pienamente a una relazione consensuale. Come agire in questi casi?

È da ormai qualche anno che è stata depositata in Parlamento una proposta di legge per l'inserimento dell'assistente sessuale, o per meglio dire dell'**Operatore all'affettività, all'emotività e alla sessualità (OEAS)**. Si tratta di una figura professionale con competenze a supporto dell'esperienza sessuale di persone con disabilità.[73] Su chiamata del disabile stesso o del caregiver, l'operatore OEAS prevede degli incontri che "si orientano in un *continuum* che va dal semplice massaggio o contatto fisico, al corpo a corpo, sperimentando il contatto e l'esperienza sensoriale, dando suggerimenti fondamentali sull'attività autoerotica, fino a stimolare e a far sperimentare il piacere sessuale dell'esperienza orgasmica. [...] L'OEAS può aiutare ad accogliere e non reprimere le diverse istanze del proprio corpo, dei sensi e delle emozioni".[74]

Il tema è naturalmente complesso e nel caso di persone con disabilità intellettiva associata, come nel caso di alcuni autistici, lo è ancora maggiormente. Ritengo importante che, anche come genitori, iniziamo a riflettere in questa direzione, se vogliamo pensare ai nostri figli come persone complete, nonostante il disagio e l'imbarazzo che queste tematiche inevitabilmente portano con sé. Personalmente, non so se mio figlio – che si affaccia adesso all'adolescenza – sarà in grado di giungere a una piena autonomia, ma immaginare che sia capace di gestire meglio le sue simpatie o i suoi innamoramenti senza che questi si trasformino in atteggiamenti ai limiti dello stalking della compagna di classe di turno mi induce a ritenere che si tratti di un argomento da affrontare.

Se queste autonomie non arriveranno, so almeno di poter contare su uno strumento legislativo di recente introduzione nel nostro ordinamento, che lo accompagnerà nella fase di vita del "dopo di noi".

IL "DOPO DI NOI": COSA PUÒ CAMBIARE CON LA LEGGE 112/2016

Come abbiamo visto, attualmente gran parte dell'onere di cura delle persone con autismo è a carico del proprio nucleo familiare. Non stupisce, anche se non fa sufficientemente riflettere sul piano politico, che di fron-

73 Ulivieri M., *LoveAbility. L'assistenza sessuale per le persone con disabilità*, 2014.
74 Lovegiver, *Lovegiver: il progetto* (vedi link in bibliografia).

te a un clima che le famiglie percepiscono come di totale abbandono da parte delle istituzioni, pensare di lasciare il proprio figlio con disabilità in balia del nulla possa in alcuni casi provocare uno sgomento tale da non vedere altra via d'uscita se non l'omicidio-suicidio. Non mi soffermerò sugli episodi di cronaca che si rincorrono sui quotidiani locali e nazionali, ricevendo solitamente uno spazio minimo. Voglio invece parlare del cambiamento di rotta che la Legge 112 del 2016, detta anche "legge sul dopo di noi", può ingenerare in termini di nuove prassi virtuose che pensano alla persona con disabilità lungo l'arco del ciclo di vita, fornendo strumenti ai genitori per pianificare la fase in cui non saranno più presenti, ovvero non saranno più in grado di prendersi cura del proprio familiare. La progressiva "presa in carico della persona interessata" già durante l'esistenza in vita dei genitori, anche al fine di evitare l'istituzionalizzazione fa riferimento al progetto individuale previsto dalla Legge 328/2000 all'articolo 14. La legge si pone quattro obiettivi fondamentali. Il primo: "Attivare e potenziare programmi di intervento volti a favorire percorsi di deistituzionalizzazione e di supporto alla domiciliarità in abitazioni o gruppi-appartamento che riproducano le condizioni abitative e relazionali della casa familiare",[75] tenendo conto "anche delle migliori opportunità offerte dalle nuove tecnologie, al fine di impedire l'isolamento delle persone con disabilità".[76]

In secondo luogo si propone di "Realizzare, ove necessario, e comunque, in via residuale, 'nel superiore interesse' delle persone con disabilità grave senza sostegno genitoriale, interventi per la permanenza temporanea in una soluzione abitativa extrafamiliare per far fronte a eventuali situazioni di emergenza, nel rispetto della volontà delle persone con disabilità grave, ove possibile, dei loro genitori o di chi ne tutela gli interessi".[77] Si suppone in questo caso si faccia riferimento a ricoveri di sollievo, misure temporanee che vengono richieste dai caregiver.

75 Giacobini C., *Approvata la nuova legge sul "dopo di noi": contenuti e analisi*, 2016 (vedi link in bibliografia).
76 Gazzetta Ufficiale della Repubblica Italiana, 2016 (vedi link in bibliografia).
77 Giacobini C., op. cit.

Il terzo obiettivo: "Realizzare interventi innovativi di residenzialità per le persone con disabilità grave senza sostegno genitoriale, volti alla creazione di soluzioni alloggiative di tipo familiare e di *co-housing*. Questi interventi possono comprendere il pagamento degli oneri di acquisto, di locazione, di ristrutturazione e di messa in opera degli impianti e delle attrezzature necessari per il funzionamento degli alloggi medesimi, anche sostenendo forme di mutuo aiuto tra persone con disabilità".[78]
L'ultimo obiettivo mira a "sviluppare programmi di accrescimento della consapevolezza, di abilitazione e di sviluppo delle competenze per la gestione della vita quotidiana e per il raggiungimento del maggior livello di autonomia possibile, sempre ovviamente delle persone con disabilità grave".[79]
Ancora una volta, va sottolineato che ci troviamo davanti a un progetto ambizioso, la cui realizzazione dipenderà in grande misura "dagli attori che saranno interessati e in grado di raccogliere queste sfide (e i relativi finanziamenti). Molto dipenderà dalle politiche e dalle scelte regionali".[80]
Per quanto concerne le persone con autismo, è importante evidenziare quanto le iniziative in seno all'associazionismo si stiano moltiplicando al fine di dare delle risposte concrete alle specifiche necessità ed esigenze di un nucleo crescente di individui che hanno avuto accesso a progetti abilitativi specifici il cui mantenimento e potenziamento diventano imprescindibili per potere dare piena attuazione agli obiettivi previsti.

78 Giacobini C., op. cit.
79 *Ibid.*
80 *Ibid.*

CONCLUSIONI: cosa significa vivere con l'autismo?

Arrivati alla fine di questo *excursus*, sicuramente non esaustivo e indubbiamente parziale, cosa possiamo mantenere come punti saldi? Cercherò di fare una sintesi dei diversi argomenti affrontati nel testo, ed evidenziare quelli che, a mio avviso, vanno considerati imprescindibili per una sua piena comprensione.

La prima: l'autismo non è una malattia, e in quanto tale non è qualcosa da cui si può guarire. È un diverso modo di funzionare, spesso sicuramente invalidante per chi vive questa condizione e per i familiari che stanno attorno alla persona autistica; eppure, la qualità della vita di questi nuclei potrebbe davvero migliorare se ci fosse una maggiore conoscenza diffusa di cosa sia l'autismo, e se le politiche sociali prendessero realmente in carico quello che si presenta come un vero e proprio cambiamento sociale, con dei numeri di diagnosi in costante aumento cui purtroppo non corrisponde una effettiva ed efficace presa in carico. Come abbiamo ribadito più volte, questa potrebbe davvero fare la differenza nel processo di crescita e di acquisizione delle autonomie personali – oltre che delle competenze sociali necessarie a una vita il più possibile indipendente.

Abbiamo già considerato quanto la situazione, lungi dall'essere omogenea a livello nazionale, sia fondamentalmente a macchia di leopardo. Ci troviamo quindi, anche all'interno dello stesso territorio, ad avere delle eccellenze che andrebbero senz'altro studiate e replicate, accanto a realtà che tuttora propongono alle famiglie trattamenti obsoleti e che non trovano spazio di legittimità nell'approccio psicoeducativo basato sulle evidenze scientifiche delle persone con autismo.

Dal pediatra di base, che applicando i bilanci di salute è in grado di indirizzare opportunamente agli specialisti per l'approfondimento diagnostico, allo specialista o all'equipe che si occupa di tale approfondimento, di nuovo il percorso non è segnato: dipende dai professionisti con cui si ha a che fare. La pediatra del nido che visitò mio figlio all'età di 17 mesi per dieci minuti mi disse senza dubbi: "Signora, questo bambino ha qualcosa. Lo faccia vedere". Sfortunatamente, il pediatra di famiglia – nonché noi genitori – eravamo dell'idea che "ogni bambino ha i suoi tempi", e la diagnosi, che avrebbe potuto essere precocissima, è arrivata tardivamente verso i quattro anni.

Se abbiamo la fortuna di incontrare subito lo specialista competente in grado di fare una diagnosi differenziale anche in caso di tratti sfumati, ma a tale approfondimento diagnostico non segue una pronta presa in carico, si pongono nuovamente criticità importanti che possono compromettere in modo significativo la qualità di vita della persona con autismo e del suo contesto familiare allargato.

Il fatto che ancora oggi la maggior parte delle prese in carico si limiti a fornire due ore di psicomotricità e logopedia a qualsiasi persona in età evolutiva venga inserita nei servizi – indipendentemente dal quadro diagnostico – di fatto lede il diritto a una presa in carico adeguata e all'accesso a un percorso efficace, precoce e intensivo secondo le evidenze, con costi economici e sociali troppo spesso sottovalutati.

Anche dal punto di vista del riconoscimento dei diritti abbiamo visto che la situazione è decisamente disomogenea. Pare impossibile, ma ancora oggi di fatto il riconoscimento dei provvedimenti quali l'invalidità civile, la Legge 104 e il contrassegno invalidi dipendono non tanto dalla normativa vigente, quanto dalla conoscenza che di questa normativa ha la Commissione. È di fatto una questione di fortuna, e personalmente, ritengo questa arbitrarietà inaccettabile.

La fortuna è la discriminante principale anche nel processo di inclusione scolastica. Per quanto una famiglia possa analizzare minuziosamente l'offerta formativa presente sul proprio territorio – e in un Paese come il nostro, prevalentemente composto da piccoli centri, va da sé che tale offerta sia comunque limitata – l'instabilità delle cattedre di sostegno rende una lotteria l'inizio di ogni anno scolastico, che spesso si dimostra per le famiglie con figli scolarizzati il periodo decisamente più stressante dell'anno.

Le cose non vanno meglio, anzi se possibile vanno a peggiorare, quando usciamo dal mondo protetto dei servizi per l'età evolutiva e ci affacciamo al mondo degli adulti. In questo caso, diventa ancora più difficile trovare lo specialista che conosca a fondo la differenza tra autismo e psicosi e non imbottisca il nostro diciottenne di psicofarmaci che magari in precedenza non ha mai assunto, con parecchi rischi di effetto paradosso. Se poi con la scuola abbiamo una parvenza di inclusione nel mondo, più aumenta l'età più la segregazione diventa evidente, e l'applicazione della legislazione in materia di disabilità diventa, ancora una volta, questione di fortuna.
Mi pare che possiamo sintetizzare, amaramente e sarcasticamente, questo: vivere bene con l'autismo è a oggi, nel nostro Paese, qualcosa che ha ancora troppo a che vedere con la buona sorte. Chiedere aiuto a chi ci è già passato però può aiutare, e incoraggio chi si trovi in questa situazione a farlo. Farlo insieme non diventa meno faticoso, ma sicuramente il confronto può aiutare a orientarsi nella giungla, e a evitare i predatori che nella giungla si nascondono.

APPENDICE

M-CHAT-RTM CHECKLIST

Per favore risponda a queste domande tenendo presente qual è il comportamento usuale del suo bambino/a. Se ha visto un certo comportamento alcune volte, ma normalmente il suo bambino/a non si comporta in quel modo, per favore risponda "No".
Faccia un cerchio intorno a "Sì" o "No" a fianco ad ogni domanda. Grazie molte.

1. Se Lei indica qualcosa che si trova dall'altra parte della stanza, il suo bambino/a guarda da quella parte? (PER ESEMPIO, se Lei indica un giocattolo o un animale, suo figlio/a guarda verso il giocattolo o l'animale?). Sì/No
2. Si è mai domandato/a se il suo bambino/a possa essere sordo/a? Sì/No
3. Il suo bambino/a gioca a "far finta che" (gioco di finzione)? (PER ESEMPIO, fa finta di bere da una tazza vuota, o fa finta di parlare al telefono, o fa finta di dar da mangiare ad una bambola o a un peluche?) Sì/No
4. Al suo bambino/a piace arrampicarsi sulle cose? (PER ESEMPIO, sui mobili o sugli attrezzi al parco giochi, o sulle scale?) Sì/No
5. Il suo bambino/a fa dei movimenti insoliti con le dita davanti agli occhi? (PER ESEMPIO, muove le dita avanti e indietro vicino agli occhi?) Sì/No
6. Il suo bambino/a indica con un dito per chiedere qualcosa o per chiedere aiuto? (PER ESEMPIO, indica una merendina o un gioco fuori portata?) Sì/No
7. Il suo bambino/a indica con un dito per farle vedere qualcosa di

interessante? (PER ESEMPIO, indica un aeroplano in cielo o un grosso camion per strada?) Sì/No

8. Il suo bambino/a mostra interesse per gli altri bambini? (PER ESEMPIO, guarda altri bambini, sorride a loro, o va verso di loro?) Sì/No
9. Il suo bambino/a Le mostra delle cose portandogliele o tenendole in alto per fargliele vedere? Non per chiedere aiuto, ma soltanto per condividere? (PER ESEMPIO, le mostra un fiore, un peluche, o un camion giocattolo?) Sì/No
10. Il suo bambino/a reagisce quando Lei lo/a chiama per nome? (PER ESEMPIO, quando Lei lo chiama per nome, il suo bambino/a guarda verso di Lei, parla o fa delle sequenze di suoni (come "ba-ba", "la-la"...) o smette di fare quello che sta facendo?) Sì/No
11. Quando Lei sorride al suo bambino/a, lui/lei sorride a sua volta verso di Lei? Sì/No
12. Il suo bambino/a è agitato da rumori comuni? (PER ESEMPIO, grida o piange per il rumore di un'aspirapolvere o per una musica ad alto volume?) Sì/No
13. Il suo bambino/a cammina? Sì/No
14. Il suo bambino/a La guarda negli occhi quando Lei gli/le sta parlando, sta giocando con lui/lei, o lo/a sta vestendo? Sì/No
15. Il suo bambino/a cerca di copiare ciò che Lei fa? (PER ESEMPIO, La copia quando Lei fa ciao con la mano, batte le mani o fa un rumore buffo?) Sì/No
16. Se Lei gira la testa per guardare qualcosa, il suo bambino/a si guarda intorno per vedere che cosa Lei sta guardando? Sì/No
17. Il suo bambino/a cerca di farsi guardare da Lei? (PER ESEMPIO, il suo bambino La guarda per farsi fare un complimento, o dice "Guarda" o "Guardami"?) Sì/No
18. Il suo bambino/a capisce quando Lei gli/le dice di fare qualcosa? (PER ESEMPIO, il suo bambino capisce "Metti il libro sulla sedia", o "Portami la copertina" anche se Lei non indica queste cose?) Sì/No
19. Se capita qualcosa di insolito, il suo bambino/a La guarda in faccia

per capire come Lei si sente in quel momento? (PER ESEMPIO, se sente un rumore strano o buffo, o se vede un giocattolo nuovo, il suo bambino/a La guarda in faccia?) Sì/No

20. Al suo bambino/a piace fare giochi di movimento? (PER ESEMPIO, gli/le piace che lo si faccia dondolare o che lo si faccia rimbalzare sulle ginocchia?) Sì/No

ESSERE MADRI: LA TESTIMONIANZA DI PAOLA

Nel paese di 24 mila persone dove vive Paola, c'è calma e quiete. Eppure lei a tutta quella tranquillità è estranea. Cresce con l'esempio di due donne, le nonne, l'una il contrario dell'altra: una battagliera e l'altra docile. La guerriera e la santa. Dalle nonne Paola eredita un cuore forte, abbracci dolci e una mente inarrestabile. Ancora non sa che la sua eredità farà la differenza.

A 20 anni Paola ha fretta di realizzare il suo mondo di sogni. È innamorata e vuole sposarsi. Vuole essere madre, prendere per mano i suoi bambini e vederli crescere. Nascono Andrea, poi Marco e più tardi Pietro. Ma c'è qualcosa di strano. Paola lo sente. Vede l'essenza distinta di Marco e vuole capire.

Vostro figlio ha dei bisogni speciali, è autistico, dice il medico. Basta una frase per sgretolare il tetto di sogni e far sentire Paola sepolta dalle macerie di una vita che non sarà come la immaginava. Marco è solo un bambino e dell'autismo si sa ancora poco. Quando Paola nomina il disturbo ad alta voce, le persone si allontanano spaventate. Paola è disorientata, isolata dentro a una bolla da cui non sa come uscire.

Guarda suo figlio muoversi impacciato, disinteressato al contatto fisico proposto dagli altri bambini. "Ma lascialo stare, non vedi che non è capace di giocare?" sente dire da un'altra mamma ai giardini. L'insieme delle parole prende la forma di una lama che affonda nella carne. Anche suo figlio ha capacità! La ferita fa male. Ma proprio lì Paola percepisce il suo cuore forte e comprende che è giunto il momento di reagire. Deve fare qualcosa per suo figlio. E vuole farlo anche per gli altri.

Nell'associazione Angsa Umbria i genitori trovano qualcuno con cui camminare insieme, senza vergogna o paura. Incontri, convegni e seminari aiutano a portare l'autismo fuori dalle cliniche e a far conoscere il disturbo. Nell'associazione Paola comprende il peso della diversità quando vede famiglie crollare per la fatica. Osserva rimbalzare le colpe, sbattere le porte di figli arrabbiati e scoraggiati. Ci vuole un amore gran-

de per tenere insieme una famiglia. Un amore grande per stare vicino a centinaia di famiglie che vivono in bilico.
Paola crea nuovi sogni con la sua famiglia e insieme a suo marito. Lei la mente e lui il braccio. Non ha certezza che tutto andrà bene, ma che tutto ha un senso. Così inizia a guardare lontano tenendo i piedi per terra. Studia giorno e notte, impara come parlare a medici, politici, genitori, insegnanti. Resta a cercare bandi fino a tarda notte, studia tecniche per reperire fondi e comunicare il valore di chi convive con l'autismo. Ogni giorno condivide questo valore con le 40 persone impegnate nelle attività del centro diurno, del laboratorio minori, delle attività agricole della cooperativa La Semente.
Le loro abilità hanno pari dignità. Per questo nascono le occasioni di lavoro, la fattoria, l'agriturismo, il servizio catering. A 62 anni Paola si sente viva e quando è stanca guarda i suoi ragazzi. La fatica vola via, respira a pieni polmoni ed è felice. "Marco ha trasformato la nostra vita. Senza la sua esperienza sarei stata una donna molto più povera."
Paola è una donna che fa la differenza.

BIBLIOGRAFIA

AGI (8 ottobre 2020), *La storia della disabile violentata (e rimasta incinta) in una casa di cura in Sicilia*. Tratto da Agenzia Italia: https://www.agi.it/cronaca/news/2020-10-08/operatore-arrestato-violenza-disabile-troina-9888838/

Alkurah (16 gennaio 2015), *Sensory Overload*. Tratto da: https://www.youtube.com/watch?v=K2P4Ed6G3gw.

Angsa, *Angsa: Cosa puoi fare*. Tratto da angsa.it: http://angsa.it/cosa-puoi-fare/mailing-list-nazionali/

Angsa Lazio (2 febbraio 2015), *Scheda sintetica. Legge 8 novembre 2000, n. 328 "Legge quadro per la realizzazione del sistema integrato di interventi e servizi sociali"*. Tratto da Angsalazio.org: http://www.angsalazio.org/documenti/download-documenti/

Angsa Lazio, *Criteri diagnostici disturbi dello spettro dell'autismo DSM-5*. Tratto da angsalazio.org: https://www.angsalazio.org/faqs/come-e-definito-lautismo-in-dsm-v/

Bargiela S., Steward R., Mandy W., "The experiences of late-diagnosed women with autism spectrum conditions: an investigation of the female autism phenotype", *Journal of Autism and Developmental Disorders, 46*(10), 2016, pp. 3281-3294.

Bertelli M. (7 agosto 2013), *Il ritardo mentale nel DSM-5: Disabilità intellettiva (disturbo dello sviluppo intellettivo), criteri diagnostici e posizio-*

ne. Tratto da crea-sansebastiano.org: http://www.crea-sansebastiano.org/IT/articolo.php?id=186

Bettelheim B., *La fortezza vuota. L'autismo infantile e la nascita del sé*, Garzanti, Milano, 1967.

Bocci F., Catarci M., Fiorucci M. (A cura di), *L'inclusione educativa. Una ricerca sul ruolo dell'assistente specialistico nella scuola secondaria di II grado*, RomaTrE-Press, Roma, 2018.

Bogdashina O., *Le percezioni sensoriali nell'autismo e nella sindrome di Asperger*, Uovonero, Piacenza, 2011.

Borgi M., Cirulli F., Ferraro M., Laghi F., Venerosi A., *Modelli innovativi di welfare: il progetto individuale come strumento di inclusione sociale e lavorativa di persone con autismo*. Roma: Istituto Superiore di Sanità. Tratto da Criteri diagnostici disturbi dello spettro dell'autismo DSM-5: https://www.angsalazio.org/faqs/come-e-definito-lautismo-in-dsm-v/

Centini A. (8 febbraio 2018), *Curare l'autismo con la candeggina: la nuova, pericolosa e inutile follia dei genitori*. Tratto da Fanpage: https://scienze.fanpage.it/curare-l-autismo-con-la-candeggina-la-nuova-pericolosa-e-inutile-follia-dei-genitori/

Centro Aita, *Autismo: Eziologia, Prevalenza e Prognosi*. Tratto da Centro Aita: https://www.centroaita.it/articolo/disturbo-dello-spettro-autistico-eziologia-prevalenza-e-prognosi/

Chambless D. L., Ollendick T., "Empirically supported psychological interventions: controversies and evidence", *Annual Review of Psychology, 52*, 2001, pp. 685-716.

Chiandetti S., *L'autistico di Schrödinger. Il racconto di una "madre frigorifero"*, Aliberti, Reggio Emilia, 2019.

Commissione Medica Superiore Inps (2 marzo 2015), *Comunicazione Tecnico Scientifica Autismo*. Tratto da: https://www.inps.it/docallegatiNP/LIstituto/strutturaorganizzativa/attivitàprofessionale/Documents/competenze_mlegale/Comunicazione_INPS_autismo.pdf

Degli Espinosa F. (24 settembre 2016), *L'analisi del comportamento applicata nella Linea Guida 21*. Tratto da Pane e Cioccolata: http://www.paneecioccolata.com/allegati/2016-09-24CorsoAngsa/2012degliEspinosaArticoloLG21.pdf

Fogarolo F., Onger G., *Inclusione scolastica: domande e risposte. La normativa per genitori e insegnanti*, Erickson, Trento, 2018.

Food and Drug Administration (17 aprile 2019), *Be Aware of Potentially Dangerous Products and Therapies that Claim to Treat Autism*. Tratto da fda.gov: https://www.fda.gov/consumers/consumer-updates/be-aware-potentially-dangerous-products-and-therapies-claim-treat-autism.

Freeman S., Drake L., *Il linguaggio verbale nell'autismo. Strategie di insegnamento per bambini con disturbi dello spettro autistico*, Erickson, Trento, 2007.

Gazzetta Ufficiale della Repubblica Italiana (18 febbraio 1992). *Legge-quadro per l'assistenza, l'integrazione sociale e i diritti delle persone handicappate* (GU Serie Generale n. 39 del 17.02.1992 - Suppl. Ordinario n. 30). Tratto da: https://www.gazzettaufficiale.it/eli/id/1992/02/17/092G0108/sg.

Gazzetta Ufficiale della Repubblica Italiana (24 giugno 2016), Legge 22 giugno 2016, n. 112 "Disposizioni in materia di assistenza in favore delle persone con disabilità grave prive del sostegno familiare." *Gazzetta Ufficiale della Repubblica Italiana* (146). Tratto da: https://www.gazzettaufficiale.it/eli/id/2016/06/24/16G00125/sg.

Giacobini C. (5 luglio 2016), *Approvata la nuova legge sul "dopo di noi": contenuti e analisi*. Tratto da Handylex: http://www.handylex.org/gun/legge_dopo_di_noi_2016.shtml.

Grandin T., *Pensare per immagini*, Erickson, Trento, 2001.

Hanau C., (1 marzo 2015), "INPS ed accertamento dell'invalidità per l'autismo". *Bollettino Angsa*, pp. 36-38.

Hanau C., (27 marzo 2020), *Negli Stati Uniti (e non solo) cresce la prevalenza dell'autismo nei bambini*. Tratto da Superando: http://www.superando.it/2020/03/27/negli-stati-uniti-e-non-solo-cresce-la-prevalenza-dellautismo-nei-bambini/

Ianes D., Dell'Anna S., "Valutare la qualità dell'inclusione scolastica. Un framework ecologico", *L'integrazione scolastica e sociale,* 1(1), 2020, pp. 109-128.

Istituto Superiore di Sanità (2015), *Linea Guida per il trattamento dei disturbi dello spettro autistico nei bambini e negli adolescenti*, Linea Guida 21, Zadig, Milano, 2015.

Istituto Superiore di Sanità (febbraio 2021), *Raccomandazioni della Linea Guida per la diagnosi e il trattamento di bambini e adolescenti con disturbo dello spettro autistico*. Tratto da SNLG dell'Istituto Superiore di Sanità: https://snlg.iss.it/?cat=6.

Leitner Y. (29 aprile 2014), "The co-occurrence of autism and attention deficit hyperactivity disorder in children – what do we know?", *Frontiers in Human Neuroscience*, 8(268), pp. 1-8.

Lovegiver, *Lovegiver: il progetto*. Tratto da Lovegiver: https://www.lovegiver.it/il-progetto/

MacKenzie A., "Prejudicial stereotypes and testimonial injustice: Autism, sexuality and sex education", *International Journal of Educational Research, 89*, 2018, pp. 110-118.

Ministero dei Trasporti Dipartimento per i trasporti, la navigazione, gli affari generali ed il personale, Direzione Generale per la Sicurezza stradale, Div. 2 (14 maggio 2015). *Diritti delle persone con disabilità. Permesso invalidi anche alle persone autistiche che da subito possono usufruire del permesso invalidi per agevolare la sosta. Lo dice il Ministero dei Trasporti con un parere*. Tratto da Polizia Locale Blog: https://polizialocale-mase.blogspot.com/2015/07/diritti-delle-persone-con-disabilita.html.

Ministero del Lavoro, della Salute e delle Politiche Sociali (2009), *La convenzione delle Nazioni Unite sui diritti delle persone con disabilità*. Tratto da disabili.com: https://www.disabili.com/images/pdf/convenzione-onu-disabili.pdf.

Ministero della Salute (30 gennaio 2019), *Cosa sono i LEA*. Tratto da Servizio Sanitario Nazionale: i LEA: https://www.salute.gov.it/portale/lea/dettaglioContenutiLea.jsp?id=1300&area=Lea&menu=leaEssn.

Mirenda P. (28 febbraio 2014), *Toilet training for everyone*. Tratto da: https://www.youtube.com/watch?v=HP60MoDRPdM.

Moderato P., *IESCUM Monitor ABA e Autismo, n. 2*. Tratto da abautismo: http://www.abautismo.it/doceboCms/index.php?mn=-news&pi=36_74&id=14.

Murtas I. (30 maggio 2020), *Parent training: affettività e sessualità*. Tratto da Angsa Lazio: http://www.angsalazio.org/documenti/download-documenti/#

Ozonoff S. et al., "Recurrence Risk for Autism Spectrum Disorders: A Baby Siblings Research Consortium Study", *Pediatrics,* 128(3), settembre 2011, pp. e488-e495.

Pernoiautistici (29 agosto 2016), *Il microbiota intestinale e l'autismo*. Tratto da Pernoiautistici: http://www.pernoiautistici.com/2016/08/microbiota-intestinale-lautismo/

Pernoiautistici (5 ottobre 2017), *Le donne disabili vittime di violenza sessuale*. Tratto da Pernoiautistici.com: http://www.pernoiautistici.com/2017/10/le-donne-disabili-vittime-di-violenza-sessuale/

Persico A. (2 aprile 2014), *Fattori genetici e ambientali: quale la causa dell'autismo?*

Rayneri G., *Pulce non c'è*, Einaudi, Torino, 2009.

Recanatini R. (21 giugno 2021), *Caregiver burden: lo stress dei genitori con figli disabili*. Tratto da State of mind: https://www.stateofmind.it/2021/06/caregiver-burden-figli-disabili/

Salomone E., Cecil C., Muratori F. (2014), *Modified Checklist for Autism in Toddlers. M-Chat RV F Italian.*

Simone R., *Aspergirls. Valorizzare le donne con Sindrome di Asperger e condizioni dello Spettro Autistico Lieve*, Armando, Roma, 2016.

Sparrow S.S., Balla D. e Cicchetti D.V., *Vineland Adaptive Behavior Scales-II – Second Edition – Survey Interview Form*, Giunti Psychometrics, Firenze, 2016 (1984).

Stabilini S. (17 giugno 2021), *Quando si lavora con uno studente autistico*. Tratto da: https://www.facebook.com/iacopomeliopage/posts/344777250342655.

Ulivieri M., *LoveAbility. L'assistenza sessuale per le persone con disabilità*, Erickson, Trento, 2014.

All'interno:

- FACCIAMO CHIAREZZA: LEGGENDE METROPOLITANE E FAKE NEWS
- CHE FARE? BUONE PRATICHE PER LA DIAGNOSI E LA PRESA IN CARICO
- GLOSSARIO. DISTRICARSI NEL VOCABOLARIO DEGLI SPECIALISTI
- DIRITTI E BUROCRAZIA
- SCUOLA E INCLUSIONE
- AUTISMO IN ETÀ ADULTA: AUTONOMIA, AFFETTIVITÀ, PARTECIPAZIONE ALLA VITA SOCIALE
- PER SAPERNE DI PIÙ

Questo testo è stato scritto da Federica Ferraris, una mamma che per tre anni (dal 2018 al 2021) ha dedicato parte del suo tempo al supporto genitoriale attraverso il servizio del Telefono Blu, un numero verde finanziato dalla Fondazione Italiana Autismo, ed erogato da Angsa (Associazione Nazionale Genitori perSone con Autismo).

Angsa, con le sue circa 70 sedi locali, sparse sul territorio nazionale e in costante crescita, è attualmente l'associazione più radicata e capillare per dare supporto e fare formazione e informazione su quanto ruota attorno ai disturbi dello spettro autistico.

L'autrice ha scritto questo libro perché a suo tempo anche lei si è trovata dall'altra parte, e si è dovuta affacciare a questo universo da "analfabeta", senza avere un vocabolario che le consentisse di comunicare con suo figlio: "Se non avessi avuto la fortuna di potermi rivolgere ad altri genitori che ci erano passati prima, probabilmente mi sarei persa".

Made in United States
Troutdale, OR
11/03/2026

56844660R00073